Manual de **Anestesia Veterinária**

PROCEDIMENTOS E CONDUTAS

Serviço de Anestesia da **FMVZ USP**

Manual de Anestesia Veterinária

PROCEDIMENTOS E CONDUTAS

Serviço de Anestesia da **FMVZ USP**

COORDENADORAS

Aline Magalhães Ambrósio

Denise Tabacchi Fantoni

manole

editora

Produção editorial: Rosana Arruda da Silva
Projeto gráfico: Departamento de arte da Editora Manole
Editoração eletrônica e ilustrações: Estúdio Castellani
Capa: Ricardo Yoshiaki Nitta Rodrigues
Imagens da capa: FMVZ USP e freepik.com

CIP-BRASIL. CATALOGAÇÃO NA PUBLICAÇÃO
SINDICATO NACIONAL DOS EDITORES DE LIVROS, RJ

M251

Manual de anestesia veterinária : procedimentos e condutas : serviço de anestesia da FMVZ USP / coordenação Aline Magalhães Ambrósio, Denise Tabacchi Fantoni. - 1. ed. - Barueri [SP] : Manole, 2024.
180 p. ; 23 cm.

ISBN 9786555768190

1. Anestesia veterinária. I. Ambrósio, Aline Magalhães. II. Fantoni, Denise Tabacchi.

CDD: 636.089796
24-93461 CDU: 636.09:615.211

Meri Gleice Rodrigues de Souza - Bibliotecária - CRB-7/6439

Editora Manole Ltda.
Alameda Rio Negro, 967, cj. 717
06454-000 – Barueri – SP – Brasil
Tel.: (11) 4196-6000
www.manole.com.br
https://atendimento.manole.com.br

Impresso no Brasil
Printed in Brazil

Dedicatória

Aos meus amados pais, Carmem Lúcia e Oswaldo, que sempre foram minha fonte de apoio e inspiração. Seu amor incondicional, orientação e sacrifícios moldaram meu caminho e me incentivaram a perseguir meus ideais e conquistar meus objetivos. Os valores e a sabedoria que vocês me transmitiram continuam a ser a bússola que guia minha jornada. Este manual é uma expressão do amor e da confiança que depositaram em mim, e o dedico a vocês com todo meu coração.

Ao meu querido filho Enzo. Você é a luz que ilumina meus dias e a razão do meu ser. Sua presença trouxe uma alegria indescritível, e ver você crescer e se desenvolver enche meu coração de orgulho e gratidão. Que este manual seja um lembrete constante dos valores e ensinamentos que desejo transmitir a você enquanto trilha seu próprio caminho. Saiba que é amado além das palavras e que seu potencial é infinito. Dedico este manual a você, meu amado Enzo, com todo meu amor e carinho.

Professora Aline

À memória de meu pai, Carlo Fantoni, cujas sabedoria, força e bondade sempre me guiaram. Seu amor e orientação permanecem comigo, e dedico este manual a você com profundo respeito e carinho.

À memória de minha mãe, Egle Tabacchi Fantoni, por seu amor e apoio constantes. Sua bondade, resiliência e compaixão moldaram quem sou hoje, e sou eternamente grata. Este manual é dedicado a você com sincera gratidão.

À memória de minha avó, Maria Olívia Fernandes Tabacchi, cujas graça e sabedoria continuam a me inspirar. Seu legado de trabalho árduo e amor sempre estará presente, e dedico este manual a você com profundo respeito.

Ao meu marido, José Otávio Costa Auler Jr, por seu apoio e amor inabaláveis. Sua força e dedicação ao trabalho e aos valores morais têm sido uma fonte constante de inspiração. Este manual é dedicado a você com profunda gratidão.

À minha filha, Manuela Fantoni Auler. Você é a alegria da minha vida. Sua curiosidade e amor por aprender me inspiram todos os dias. Que este manual seja um lembrete dos valores que espero transmitir a você. Dedico este manual a você com todo meu amor e orgulho.

Professora Denise

Agradecimentos

Gostaríamos de manifestar nosso sincero reconhecimento aos alunos, residentes e pós-graduandos que foram a fonte de inspiração para a criação deste manual. Um especial agradecimento aos alunos que participaram da LIDAIVet (Liga Acadêmica de Dor, Anestesiologia e Intensivismo em Veterinária da Faculdade de Medicina Veterinária e Zootecnia da Universidade de São Paulo – FMVZ USP) nos anos de 2020 a 2023, que participaram direta ou indiretamente da confecção deste manual. Este trabalho é dedicado a vocês, que constantemente buscam a excelência na prática da anestesia.

À nossa instituição de ensino, que proporciona o ambiente propício para o crescimento profissional e acadêmico de todos os envolvidos. O apoio da FMVZ USP e os muitos anos de atuação no Serviço de Anestesia foram fundamentais para o desenvolvimento deste material.

Aos funcionários do Setor de Anestesia, cujos comprometimento e *expertise* são essenciais para o sucesso de nossos esforços. Seu apoio e dedicação são inestimáveis e merecem todo o reconhecimento.

Agradecemos também aos colaboradores que contribuíram com seus conhecimentos e experiências para enriquecer os conteúdos deste manual. Sua participação foi fundamental para a qualidade e abrangência deste trabalho.

Aos profissionais da área, residentes e médicos veterinários, que diariamente se dedicam ao cuidado e bem-estar dos animais, nosso sincero agradecimento. Suas contribuições são inestimáveis para o avanço da medicina veterinária.

Por fim, à Editora Manole, que acreditou em nossa proposta e nos apoiou na concretização deste projeto, expressamos nossa profunda gratidão. Que este manual seja uma fonte de conhecimento e inspiração para todos os interessados no campo da anestesia veterinária.

Com sincera gratidão,

Aline Magalhães Ambrósio
Denise Tabacchi Fantoni

Coordenadoras

Aline Magalhães Ambrósio

Professora associada da Faculdade de Medicina Veterinária e Zootecnia da Universidade de São Paulo (FMVZ USP), atuando como professora de Anestesiologia na mesma instituição desde 2006. Mestrado (2000) e doutorado (2005) em Clínica Cirúrgica Veterinária pela FMVZ USP. Pós-doutorado pela Universidade da Flórida (2010-2011). Professora coordenadora e orientadora do Programa de Pós-Graduação em Clínica Cirúrgica Veterinária da FMVZ USP. Professora responsável pelo Serviço de Anestesia do Departamento de Cirurgia do Hospital Veterinário (Hovet) da FMVZ USP. Professora coordenadora do Curso de Especialização em Anestesia, Dor e Terapia Intensiva da FMVZ USP. Professora coordenadora do Programa de Aperfeiçoamento em Anestesiologia da FMVZ USP. Editora da edição especial dos periódicos internacionais *Frontiers in Veterinary Science: Veterinary Emergency* e *Critical Care Medicine - Mechanical Ventilation in Anesthesia and Critical Care Patients* vols. I e II.

Denise Tabacchi Fantoni

Professora titular do Departamento de Cirurgia da Faculdade de Medicina Veterinária e Zootecnia da Universidade de São Paulo (FMVZ USP), atuando como professora de Anestesiologia na mesma instituição desde 1992. Foi vice-diretora, chefe do Departamento de Cirurgia, coordenadora do Programa de Pós-Graduação em Clínica Cirúrgica Veterinária e Presidente da Comissão de Ética para Uso de Animais, além de participar ativamente em diversos órgãos colegiados da FMVZ USP. À frente do Serviço de Anestesia por 25 anos, implementou o Ambulatório de Dor e o Laboratório de Hemoterapia-Banco de Sangue no departamento de cirurgia da FMVZ USP. Com mais de 173 trabalhos publicados na íntegra em periódicos nacionais e internacionais, inúmeros capítulos de livros e cinco livros editados, orientou, após seu doutoramento em 1996, 37 mestres e 15 doutores no programa de pós-graduação da FMVZ USP, bem como da Faculdade de Medicina da Universidade de São Paulo (FMUSP).

Autores

Carolina Soares Navarro
Médica veterinária graduada pela Faculdade de Medicina Veterinária e Zootecnia da Universidade de São Paulo (FMVZ USP, 2024). Participou como diretora científica da Liga Acadêmica de Dor, Anestesiologia e Intensivismo em Veterinária (LIDAIVet), na mesma instituição, em 2022. Iniciação científica em Anestesiologia na FMVZ USP (2023).

Denner Christian Boscarato
Médico veterinário graduado pela Faculdade de Medicina Veterinária e Zootecnia da Universidade de São Paulo (FMVZ USP) em 2024. Presidente da Liga Acadêmica de Dor, Anestesiologia e Intensivismo em Veterinária (LIDAIVet) na mesma instituição (2020-2021).

Geni Cristina Patricio dos Santos
Médica veterinária pela Faculdade de Medicina Veterinária e Zootecnia da Universidade de São Paulo (FMVZ/USP) em 1999. Programa de Aprimoramento em Clínica Médica do Hospital Veterinário (Hovet) da FMVZ USP em 2002. Mestrado pelo Programa de Pós-Graduação de Clínica e Cirurgia (ênfase em Anestesiologia) da mesma instituição em 2006. Pesquisadora do Departamento de Cirurgia na área de Anestesiologia da FMVZ USP.

Guilherme Santos Souza
Médico veterinário graduado pela Universidade Federal de Campina Grande (UFCG) em 2022. Especialização em Anestesiologia, Dor e Terapia Intensiva

Veterinária pela Faculdade de Medicina Veterinária e Zootecnia da Universidade de São Paulo (FMVZ USP, 2023). Médico veterinário contratado no Serviço de Anestesiologia Veterinária do Hospital Veterinário (Hovet) da FMVZ USP (2024-2025).

Helena de La Torre Batista de Oliveira

Médica veterinária graduada pela Faculdade de Medicina Veterinária e Zootecnia da Universidade de São Paulo (FMVZ USP, 2023). Vice-presidente (2020-2021) e presidente (2021-2022) da Liga Acadêmica de Dor, Anestesiologia e Intensivismo em Veterinária (LIDAIVet) da USP. Iniciação científica em Anestesiologia na mesma instituição (2023).

Ivy Cury Andrade

Médica veterinária graduada em 2024 pela Universidade Federal de Uberlândia (UFU). Cursando Aperfeiçoamento em Anestesiologia no Hospital Veterinário (Hovet) da Faculdade de Medicina Veterinária e Zootecnia da Universidade de São Paulo (FMVZ USP, 2024-2026). Iniciação científica em Cardiologia pela Universidade Federal de Uberlândia (UFU). Monitora da disciplina de Anestesiologia na mesma instituição (2022-2023).

Jeovan dos Santos Macedo

Médico veterinário pelo Centro Universitário Barão de Mauá (CUBM) em 2020. Aperfeiçoamento em Anestesiologia Veterinária pela Faculdade de Medicina Veterinária e Zootecnia da Universidade de São Paulo (FMVZ USP, 2022). Especialização em Bloqueio Regional pela Instituição de Ensino e Pesquisa Ranvier (IEP-Ranvier) em 2024. Coordenador técnico do Atuare Care em 2024.

Jéssica Sperandio Cavaco

Médica veterinária graduada pela Universidade de Guarulhos (UnG) em 2014. Aprimoramento em Anestesiologia e Terapia Intensiva Veterinária pela UnG em 2017. Especialização em Anestesiologia Veterinária pelo Instituto Programa de Aprimoramento Veterinário (PAV) em 2017. Mestrado (2019) e doutorado (2020) pelo Programa de Pós-Graduação em Clínica Cirúrgica (ênfase em Anestesiologia) na Faculdade de Medicina Veterinária e Zootecnia da Universidade de São Paulo (FMVZ USP).

Júlio Ken Nagashima

Médico veterinário pela Universidade Estadual de Londrina (UEL) em 2004. Residência em Anestesiologia Veterinária na UEL em 2007. Mestre (2018) e doutor (2024) pela Faculdade de Medicina Veterinária e Zootecnia da Universidade de São Paulo (FMVZ USP). Especialização em Anestesiologia Veterinária pela Anclivepa-SP (2013). Docente de Técnica Cirúrgica e Anestesiologia na Universidade Cruzeiro do Sul.

Laura Lima do Val Carneiro Machado

Médica veterinária pela Faculdade de Medicina Veterinária e Zootecnia da Universidade de São Paulo (FMVZ USP) em 2019. Aperfeiçoamento no Programa de Anestesiologia do Hospital Veterinário (Hovet) da FMVZ USP (2021-2023). Especialização em Anestesiologia Veterinária pela mesma instituição (2022). Médica veterinária contratada do Serviço de Anestesia do Hovet-FMVZ USP (2024).

Marco Aurélio Amador Pereira

Médico veterinário pela Universidade Federal Fluminense (UFF, 2012). Residência em Anestesiologia Veterinária pela UFF (2014). Especialização em Anestesiologia Veterinária pela Faculdade de Medicina Veterinária e Zootecnia da Universidade de São Paulo (FMVZ USP) em 2017. Mestrado (2017) e doutorado (2024) em Clínica Cirúrgica Veterinária pela FMVZ USP.

Marina Juliani Baumhak

Médica veterinária pela Faculdade de Medicina Veterinária e Zootecnia da Universidade de São Paulo (FMVZ USP, 2018). Residência em Clínica e Cirurgia de Equinos na FMVZ USP. Aperfeiçoamento em Anestesiologia de Equinos pela Ufape. Mestranda em Anestesiologia pela FMVZ USP (2023-2025). Especialização em Anestesiologia, Dor e Terapia Intensiva pela FMVZ USP (2024-2025). Anestesista na Universidade Cidade de São Paulo (Unicid).

Patrícia Bonifácio Flor

Médica veterinária formada pela Faculdade de Medicina Veterinária e Zootecnia da Universidade de São Paulo (FMVZ USP) em 2002. Mestre pelo Programa de Clínica Cirúrgica Veterinária (ênfase em Anestesiologia) pela FMVZ USP em 2006. Especialização em tratamento multidisciplinar da dor pelo Hospital das

Clínicas da Faculdade de Medicina da Universidade de São Paulo (HC-FMUSP) em 2014. Especialização em bloqueios regionais em pequenos animais pelo Instituto de Ensino e Pesquisa Ranvier (IEP-Ranvier) em 2023. Médica veterinária do Serviço de Anestesia do Hospital Veterinário (Hovet) da FMVZ USP desde 2010.

Paula Caro Ferian

Médica veterinária graduada em 2023 pela Faculdade de Medicina Veterinária e Zootecnia da Universidade de São Paulo (FMVZ USP). Participou como presidente da Liga Acadêmica de Dor, Anestesiologia e Intensivismo em Veterinária (Lidaivet), em 2022-2023. Iniciação científica em artrite, dipirona, comportamento e dor (FMVZ USP, 2022). Aprimoranda do Programa de Anestesiologia Veterinária no Hospital Veterinário (Hovet) da FMVZ USP (2024-2026).

Victor Martinez

Médico veterinário graduado pela Universidade Anhembi Morumbi (2022). Atualmente cursa Aperfeiçoamento em Anestesiologia no Hospital Veterinário (Hovet) da Faculdade de Medicina Veterinária e Zootecnia da Universidade de São Paulo (FMVZ USP, 2023-2025). Pós-graduando do curso de Especialização em Anestesiologia, Dor e Terapia Intensiva Veterinária pela FMVZ USP (2024-2025).

Vitoria Sobrinho Resende

Médica veterinária pela Faculdade de Medicina Veterinária e Zootecnia da Universidade de São Paulo (FMVZ USP, 2023). Participou como vice-diretora da Liga Acadêmica de Dor, Anestesiologia e Intensivismo em Veterinária (LIDAIVet) na mesma instituição. Atualmente cursa Aperfeiçoamento no Programa de Anestesiologia do Hospital Veterinário (Hovet) da FMVZ USP (2024-2026).

Sumário

Apresentação

É com grande satisfação que apresentamos o primeiro lançamento do Serviço de Anestesia da Faculdade de Medicina Veterinária e Zootecnia da Universidade de São Paulo (FMVZ USP): um manual inovador e pioneiro na área de anestesiologia no Brasil. Este manual foi elaborado com o objetivo de compartilhar o conhecimento acumulado e as técnicas mais atualizadas empregadas no Serviço de Anestesia da FMVZ USP.

As autoras desta obra, a professora associada do Departamento de Cirurgia da FMVZ USP, Aline Magalhães Ambrósio e a professora titular do mesmo departamento e instituição, Denise Tabacchi Fantoni, são professoras renomadas no campo da anestesiologia veterinária. Ambas têm desempenhado um papel fundamental na formação de inúmeros alunos de graduação, pós-graduação e residência, que têm se destacado no mercado de trabalho pela excelência do treinamento recebido.

Como líderes de um dos serviços de anestesiologia mais ativos do Brasil, as professoras Aline e Denise dedicam-se a compilar e sistematizar as técnicas que utilizam diariamente em suas aulas e na rotina clínica. O manual foi concebido para ser um guia didático e acessível, tanto para estudantes como para profissionais que desejam aprimorar seus conhecimentos e habilidades em anestesiologia.

Dividido em 17 capítulos, o livro cobre todas as fases do processo anestésico, abrangendo desde avaliação pré-anestésica, medicação pré-anestésica, indução, manutenção e recuperação anestésica, até procedimentos especiais, como ventilação mecânica, hemoterapia, bloqueios regionais e tratamento da dor. Cada capítulo foi elaborado com base nas práticas adotadas no Serviço de Anestesia da FMVZ USP, sempre alinhadas com a literatura mundial mais recente.

Este Manual é mais do que uma simples referência; é uma ferramenta de aprendizado contínuo que reflete o compromisso das autoras com a educação e a prática anestesiológica de excelência.

Estamos certos de que ele será uma valiosa adição ao arsenal de conhecimento de todos aqueles que buscam se destacar na área de anestesiologia veterinária.

Aline Magalhães Ambrósio
Denise Tabacchi Fantoni

Prefácio

A classe médico-veterinária, especialmente a anestesiologia, está em regozijo com esta nova publicação da Editora Manole, o *Manual de anestesia veterinária: procedimentos e condutas*, das conhecidas e consagradas pesquisadoras e professoras da Universidade de São Paulo, Aline Magalhães Ambrósio e Denise Tabacchi Fantoni, autoras da obra em tela.

Eu, assim como tantos outros profissionais, há mais de meio século estou envolvido com atividades clínico-cirúrgicas em pequenos animais, com ênfase em cães e gatos. Pude observar, no decorrer das décadas, os avanços que foram obtidos, com a chegada dos anestesistas médicos-veterinários na equipe cirúrgica, passando eles a contribuir, de forma eficaz e com segurança, nos períodos pré, trans e pós-operatórios. Tais profissionais conseguiram resultados surpreendentes, como a melhora na aplicação das técnicas cirúrgicas pelos cirurgiões, menor dor no período transcirúrgico, recuperação anestésica mais segura e rápida e menos padecimento dos pacientes no período pós-operatório. Assim, resta assegurar, com toda a certeza, que a anestesiologia veterinária como um todo, e particularmente no Brasil, compete par e passo com os avanços mundiais na referida área.

Para aqueles que se debruçam na referida especialidade, as autoras são sobejamente conhecidas por sua *expertise* dentro do assunto do referido Manual. Suas atividades dividem-se em centros cirúrgicos, com significativo número de execuções anestésicas em diversas intervenções cirúrgicas diariamente, em experimentações conduzidas em diferentes espécies animais (sempre com a autorização da Comissão de Ética em pesquisa), ministrando aulas, em nível de graduação e pós-graduação, no Brasil e no exterior, e em palestras por ocasião dos grandes e renomados congressos mundiais.

No Manual, no que tange à forma e ao conteúdo, observa-se o cuidado que as autoras tiveram em escolher todos os 15 coautores dos diferentes capítulos e a forma como eles foram dispostos ao longo da obra, facilitando sobremaneira a sua leitura. O conteúdo, como sempre, denota a seriedade e a preocupação em mostrar, para além do estado da arte, a aplicabilidade das condutas, das técnicas e das drogas em cada caso. Faço um adendo especial sobre o primeiro capítulo – Lista de verificação de procedimentos –, sobretudo aos neófitos na arte da execução da anestesia de rotina de cães e gatos, a fim de evitar *ab ovo* senões na aplicação da anestesia.

Parabéns à Editora Manole pela iniciativa, às autoras e aos coautores pelo conteúdo e à medicina veterinária brasileira pelo significado imenso desta obra.

Angelo João Stopiglia – CRMV-SP 01589
Professor titular emérito da Faculdade de Medicina Veterinária e Zootecnia da Universidade de São Paulo (FMVZ USP)
Membro titular acadêmico da Academia Paulista de Medicina Veterinária

1

Lista de verificação de procedimentos - *checklist*

Aline Magalhães Ambrósio
Jeovan dos Santos Macedo

INTRODUÇÃO

Uma das principais causas da mortalidade em anestesia é a falha humana durante o procedimento. Sendo assim, toda a atenção do anestesista e equipe é de suma importância. Visando manter a segurança e o conforto do paciente durante qualquer procedimento anestésico, uma lista de verificação, ou checagem dos procedimentos (*checklist*), deve ser realizada, como forma de atuar como auxiliar cognitivo da anestesia.

Dentre os objetivos do *checklist*, podemos citar o delineamento de uma maneira e ordem apropriada para realizar os principais procedimentos anestésicos e reforçar as práticas de segurança, garantindo que as etapas críticas sejam verificadas antes, durante e depois de o paciente ser anestesiado, e, por fim, melhorar o trabalho em equipe e a comunicação durante todo o processo. É importante ressaltar que a adesão a essa checagem não garante por si só a segurança; no entanto, pode auxiliar muito.

Os *checklists* não são projetados para serem uma lista abrangente de todas as etapas do processo anestésico, mas sim um conjunto de ferramentas para ajudar a garantir que ações críticas de segurança sejam executadas. Dessa forma, cada uma das verificações e etapas foi incluída para reduzir o risco de danos evitáveis significativos que podem ocorrer durante a anestesia.

Os *checklists* foram concebidos para facilitar a comunicação de informações essenciais de segurança entre membros da equipe veterinária envolvidos na anestesia do paciente, uma vez que todos são responsáveis por sua segurança.

O *checklist* é recomendado pela Associação de Veterinários Anestesistas (Association of Veterinary Anaesthetists – AVA).[1]

É importante salientar que cada local deve adaptar a lista para seu perfil de atendimento e protocolos adotados, e o número de pessoas da equipe pode variar entre as clínicas particulares e os hospitais veterinários. Quanto mais pessoas envolvidas e quanto maior for o número de animais atendidos simultaneamente, maior critério deve-se ter com o preenchimento das etapas do *checklist* para que seja eficiente.

A seguir, é apresentado um exemplo do *checklist* utilizado no Serviço de Anestesia da Faculdade de Medicina Veterinária e Zootecnia da Universidade de São Paulo (FMVZ USP).

Pré-indução			
No preparo do paciente			
☐	Conferir nome e número de registro do paciente no quadro cirúrgico	☐	Ficha anestésica preenchida
☐	Riscar no quadro anestésico que o paciente chegou	☐	Fármacos para indução definidos e calculados
☐	Termo de consentimento do procedimento assinado pelo responsável do animal	☐	Lidocaína para felinos
☐	Questionário pré-anestésico preenchido pelo responsável do animal e confirmação de jejum	☐	Manejo da dor transoperatória (fentanil, epidural, bloqueios calculados)
☐	Exame físico realizado	☐	Fármacos de emergência disponíveis e calculados
☐	Exames complementares verificados	☐	Identificação de possíveis complicações e prevenção de manejo
☐	Estabilização pré-anestésica se necessária	☐	Classificação ASA

continua

Pré-indução			
No centro cirúrgico			
☐	Oxigênio e ar comprimido ligados na rede	☐	Isofluorano/sevofluorano no vaporizador
☐	Cal sodada adequada	☐	Circuito para vias aéreas adequado ao peso do paciente e conectado
☐	Válvula *pop-off* aberta	☐	Monitores ligados, calibrados e funcionando
☐	Cateter venoso e arterial no tamanho adequado para o animal	☐	Fluido adequado disponível e volume calculado para o paciente
☐	Tubo endotraqueal adequado ao tamanho do animal e *cuffs* verificados	☐	Equipamento anestésico verificado para não ter vazamentos e calibrado no dia
☐	Acesso venoso colocado e fixado	☐	Alternativas para mensuração de PA (oscilométrico, Doppler, *kit* PAM)
☐	Ventilador mecânico disponível e funcionando	☐	Fração de oxigênio adequada para o procedimento proposto
Na sala de recuperação			
☐	Comunicação de intercorrências anestésicas perioperatórias: vias aéreas, respiração, circulação (fluidoterapia), temperatura corporal		
☐	Pessoa designada para monitorar o paciente na sala de recuperação		
☐	Anotar na placa de identificação das baias os dados do animal, o horário, o escore de Aldrette modificado e o escore de dor na entrada da sala de recuperação e periodicamente até a alta do paciente		
☐	Verificar a necessidade de encaminhamento interno (radiografia, ambulatório da cirurgia, clínica médica, cardiologia)		
☐	Verificar horários dos fármacos prescritos, reforçando o horário de início das medicações em casa ao responsável pelo animal.		
☐	Plano analgésico confirmado		
☐	Avaliação e plano de intervenção pós-operatório confirmados		
☐	Anotar na placa das baias o horário, os escore de Aldrette e de dor na saída da recuperação		

ASA: American Society of Anesthesiologists; PA: pressão arterial; PAM: pressão arterial média.

REFERÊNCIA

1. Association of Veterinary Anaesthetists (AVA). The Association of Veterinary Anaesthetists' Anaesthetic Safety Checklist Implementation Manual. Disponível em: https://ava.eu.com/wp-content/uploads/2015/11/AVA-Checklist-Booklet-FINAL-Web-copy.pdf. Acesso em 23 jun. 2024.

2

Avaliação pré-anestésica

Aline Magalhães Ambrósio
Carolina Soares Navarro

INTRODUÇÃO

A avaliação pré-anestésica é considerada uma importante ferramenta para melhorar a segurança anestésica e determinar o risco anestésico.[1]

São objetivos da avaliação pré-anestésica:

- Diminuir a morbidade e mortalidade anestésicas.
- Determinar a condição física do paciente segundo a American Society of Anesthesiologists (ASA).
- Escolher o protocolo mais adequado para aquele paciente.
- Estimar o risco anestésico cirúrgico para o procedimento a ser realizado.
- Obter o consentimento esclarecido/autorização ao procedimento do responsável pelo animal.

A realização da avaliação pré-anestésica não é obrigatória, mas todos os guias da medicina concluem que deve ser realizada, apesar de não existir um estudo comparando pacientes anestesiados que não foram submetidos à avaliação com os que foram e sua referida taxa de mortalidade, pois o risco de processo médico é grande. Em medicina veterinária também não há estudos que comparem, mas também é fortemente recomendada que seja realizada.[2,3]

A avaliação pré-anestésica faz parte do planejamento da anestesia, pois é por meio dela que obtemos informações como tipo e porte do procedimento cirúrgico, bem como sua duração. Nesse momento também se tomam informações sobre o estado geral do paciente, realizando-se:

I. Identificação do paciente: espécie, raça, sexo, nome, idade e peso.
II. Histórico clínico: doenças concomitantes, medicações.
III. Exame físico criterioso: avaliação de todos os sistemas.
IV. Exames complementares quando necessário.
V. Classificação do risco anestésico segundo a ASA (Quadro 1).

Jejum: recomendação de jejum alimentar de 8 horas e hídrico de 2 horas em adultos e filhotes (1-2 horas para leite). Deve-se realizar avaliação especial em diabéticos, desidratados, idosos, doentes renais e desnutridos.

QUADRO 1 Classificação do risco anestésico segundo a ASA[4]

ASA I:	paciente hígido, sem doença orgânica. Ex.: OSH, orquiectomia de conveniência.
ASA II:	paciente com doença sistêmica leve. Ex.: obesos, neonatos, geriátricos, doença cardíaca compensada, gestantes, fraturas simples.
ASA III:	paciente com doença sistêmica moderada. Ex.: anemia, caquexia, anorexia, desidratação, hipovolemia moderada, fraturas complicadas, hérnia diafragmática.
ASA IV:	paciente com doença sistêmica grave, que é um constante risco à vida. Ex.: uremia, choque, toxemia, desidratação e hipovolemia severa, descompensação cardíaca e renal, torção gástrica.
ASA V:	paciente moribundo, sem expectativa de sobrevivência em 24 horas com ou sem cirurgia. Ex.: desidratação e choque extremo, trauma severo, tumor maligno.
E:	cirurgia de emergência

OSH: ovariossalpingo-histerectomia.

Um estudo de 2012 que avaliou risco anestésico em 2.252 cães e 1.254 gatos verificou que a taxa de mortalidade é crescente conforme a ASA. O risco de morte foi de 0,12% para pacientes ASA I e II, 2,9% para ASA III, 7,59% para ASA IV e 17,33% para ASA V.[5]

IDADE E PORTE RACIAL

É de suma importância saber avaliar a idade dos animais, pois pode haver variações com o porte das diferentes raças existentes. A classificação da ASA, bem como a escolha das doses e protocolos anestésicos, variam se for um animal idoso, adulto ou neonato. A Tabela 1 mostra a classificação de idade, considerando-se como idosos os animais que já ultrapassaram 75% de sua expectativa de vida, utilizada no Serviço de Anestesia da Faculdade de Medicina Veterinária e Zootecnia da Universidade de São Paulo (FMVZ USP).

TABELA 1 Classificação de idade de acordo com a expectativa de vida

Cães	Peso (kg)	Idade (anos)
Raças de pequeno porte	Até 9	9-13
Raças de porte médio	9-23	9-13
Raças de grande porte	23-41	7,5-10,5
Raças gigantes	Acima de 41	6-9

De modo geral, os gatos são classificados como idosos a partir dos 10 a 12 anos de idade.

EXAMES COMPLEMENTARES

A realização de exames complementares pré-anestésicos muitas vezes se faz necessária. O pedido desses exames pode ser baseado na avaliação clínica prévia ao procedimento pelo clínico, cirurgião ou anestesista. Dependendo do perfil do local, ou seja, clínicas ou hospitais veterinários, e da capacidade financeira do responsável pelo animal, a quantidade de exames pode variar. No Serviço de Anestesia da FMVZ USP, utilizamos a solicitação baseada na ASA e idade, como demonstrado na Tabela 2.

TABELA 2 Exames solicitados de acordo com a ASA

	Até 1 ano	De 1 a 6 anos	Mais de 6 anos
ASA I e II	Hemograma, PT e glicemia	Hemograma, perfil renal e hepático	Hemograma, perfil renal e hepático, ECG, glicemia
ASA III e VI	Hemograma, perfil renal e hepático, ECG, TP, TTPa, fibrinogênio, Na, K, Ca, glicemia	Hemograma, perfil renal e hepático, ECG, TP, TTPa, fibrinogênio, Na, K, Ca	Hemograma, perfil renal e hepático, ECG, TP, TTPa, fibrinogênio, Na, K, Ca

Ca: cálcio; ECG: eletrocardiograma; K: potássio; Na: sódio; PT: proteína total; TP: tempo de protrombina; TTPa: tempo de tromboplastina parcial ativada.

Aos pacientes que sofreram traumatismo também se solicitam radiografia torácica e ultrassonografia Fast (*focused assessment with sonography in trauma*).

Aos pacientes com neoplasia, principalmente mamária, também se solicita radiografia torácica.

Aos pacientes portadores de sopro cardíaco ao exame físico também se solicita ecocardiograma.

URGÊNCIA E EMERGÊNCIA

A definição de emergência e urgência é muito importante no ambiente cirúrgico. Assim, de um modo prático, podem-se fazer duas perguntas básicas e sua resposta ajudará a definir cada caso.

A primeira pergunta está relacionada ao risco ou benefício de realizar o procedimento naquele momento: **os riscos de operar o paciente agora são maiores que os de não o operar?**

Se a resposta for sim, deve-se adiar o procedimento e estabilizar o paciente antes de submetê-lo ao procedimento cirúrgico. Esse procedimento é classificado como de **urgência**.

Se a resposta for não, o paciente deve ser submetido ao tratamento cirúrgico imediatamente, antes mesmo de ser estabilizado, procedimento que o anestesista fará simultaneamente. Esse procedimento caracteriza-se como de **emergência**.[6]

Outra definição básica utilizada nos prontos-socorros de seres humanos é: "emergência é quando há risco de o paciente perder sua vida ou a função de parte do corpo ou órgão".

A segunda pergunta é: **o paciente está nas melhores condições possíveis para ser submetido à cirurgia proposta?**

Se a resposta for negativa, deve-se adiar o procedimento.

O risco é sempre anestésico e cirúrgico, ou seja, ele depende das habilidades do cirurgião, do anestesista e das características inerentes ao paciente (Figura 1). Ou seja, quanto maior for o nível de experiência do cirurgião e do anestesista, maior será a segurança do procedimento, além de menor gravidade da doença de base do paciente e suas comorbidades.

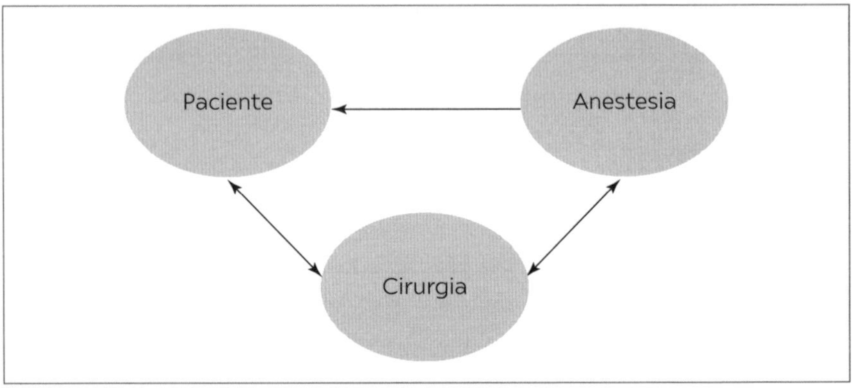

FIGURA 1 Risco anestésico-cirúrgico.

CONSIDERAÇÕES FINAIS

- A história clínica e o exame físico associados aos exames complementares ditam a escolha e a dose do anestésico a ser utilizado.
- A história clínica e o exame físico são a base da avaliação, pois fornecem informações de alterações das funções orgânicas.
- Os exames laboratoriais não substituem o exame físico.

REFERÊNCIAS

1. Joubert KE. Pre-anaesthetic screening of geriatric dogs. J S Afr Vet Assoc. 2007;78(1):31-5.
2. Solca M. Evidence-based preoperative evaluation. Best Pract Res Clin Anaesthesiol. 2006;20(2):231-6.
3. Massone F. Avaliação pré-anestésica. In: Massone F, ed. Anestesiologia veterinária – farmacologia e técnicas. 7. ed. v. 1. Rio de Janeiro: Guanabara Koogan; 2019. cap. 2, p.400.
4. Mayhew D, Mendonca V, Murthy BVS. A review of ASA physical status – historical perspectives and modern developments. Anaesthesia. 2019;74(3):373-9.
5. Bille C, Auvigne V, Libermann S, Bomassi E, Durieux P, Rattez E. Risk of anaesthetic mortality in dogs and cats: an observational cohort study of 3546 cases. Vet Anaesth Analg. 2012;39(1):59-68.
6. Brodbelt DC, Flaherty D, Pettifer GR. Anesthetic risk and informed consent. In: Grimm KA, Lamont LA, ed. Veterinary anesthesia and analgesia: the fifth edition of Lumb and Jones. 5. ed. Ames: Blackwell; 2015. cap. 2, p.1061.

3

Medicação pré-anestésica

Aline Magalhães Ambrósio
Victor Martinez
Denner Christian Boscarato

INTRODUÇÃO

A medicação pré-anestésica (MPA) é a primeira etapa da anestesia (Figura 1) que envolve o uso de fármacos. Seu principal objetivo é a tranquilização do paciente previamente ao momento da indução anestésica, de modo a diminuir o medo, o estresse e a dor. Outro objetivo é diminuir as doses necessárias para a indução da anestesia e, assim, diminuir os riscos de efeitos adversos (Quadro 1).

As classes de fármacos mais adotadas para uso na MPA na rotina do Serviço de Anestesia do Departamento de Cirurgia do Hospital Veterinário da Faculdade de Medicina Veterinária e Zootecnia da Universidade de São Paulo (Hovet-FMVZ USP) em pequenos animais incluem os tranquilizantes, os

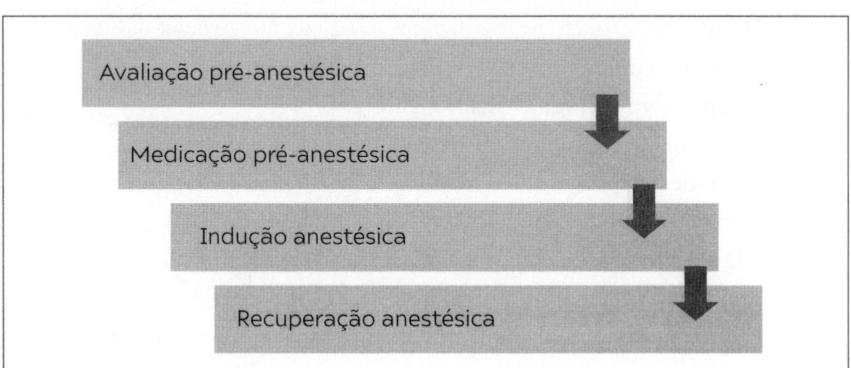

FIGURA 1 Etapas da anestesia.

opioides e os alfa-2 agonistas. Essas classes serão descritas com maior detalhamento a seguir, listando seus principais efeitos, características, doses, indicações e contraindicações. Ao final da seção, encontra-se uma tabela resumindo essas informações de modo a facilitar a consulta (Tabela 4).

QUADRO 1 Objetivos da medicação pré-anestésica

Objetivos
Controlar estresse, medo e ansiedade
Promover sedação ou tranquilização
Reduzir as doses dos anestésicos gerais
Minimizar efeitos adversos de fármacos

TRANQUILIZANTES

Os tranquilizantes são, por denominação, medicamentos que acalmam a agitação e a hiperatividade dos animais.[1] Sedativo, sedante e calmante são outras nomenclaturas que já foram adotadas para se referir a esse grupo.[1] Por produzirem efeitos no sistema nervoso central (neurológico), também são chamados de neurolépticos e, quando combinados com fármacos analgésicos como os opioides, produzem neuroleptoanalgesia.

Os principais representantes desse grupo são os fenotiazínicos, principalmente a acepromazina, que é usada rotineiramente nos protocolos anestésicos do Serviço de Anestesia do Hovet-FMVZ USP.

Acepromazina

I. **Definição:** fármaco tranquilizante cujos efeitos adversos são dose-dependentes, podendo variar de leve tranquilização a sedação moderada.
II. **Grupo farmacológico:** fenotiazínico.
III. **Receptor-alvo:** bloqueio de receptor alfa-1-adrenérgico periférico, bloqueio de receptor H1, bloqueio na formação lateral reticular do bulbo (centro emético), bloqueio em receptor dopaminérgico D2.
IV. **Via de administração:** intravenosa (IV), intramuscular (IM) ou via oral (VO).
V. **Efeitos desejados:** tranquilização; o animal se mostra indiferente ao meio (ataraxia), porém sem hipnose. Ações antiemética e anti-histamínica fracas.

VI. **Efeitos adversos:** vasodilatação, hipotensão, esplenomegalia, diminuição do hematócrito, hipotermia. A eficácia de agentes vasopressores que atuam sobre receptores alfa-1-adrenérgicos encontra-se diminuída em pacientes sob efeito de acepromazina.
VII. **Período de latência:** 2 a 13 minutos via IV/6 a 18 minutos via IM.
VIII. **Período hábil:** 4 a 5 horas via IM, até 3 horas via IV.[2]
IX. **Dose para cães:** 0,02 a 0,05 mg/kg IM; 0,01 a 0,02 mg/kg IV.
X. **Dose para gatos:** 0,03 a 0,1 mg/kg IM.

OPIOIDES

Os opioides são uma das classes de fármacos mais antigas conhecidas e utilizadas pela humanidade, que data desde o uso do ópio. Atualmente são utilizados seus análogos sintéticos.

Eles são analgésicos que interagem diretamente com os diferentes receptores opioides distribuídos pelo sistema nervoso central e demais tecidos do organismo animal, modulando a percepção da dor. Fisiologicamente esses receptores são estimulados pelos opioides endógenos, os quais são produzidos naturalmente em diferentes áreas do corpo, como as encefalinas.[1]

O efeito principal desejado na MPA com o uso de opioides é a analgesia. Porém, é preciso conhecer seus efeitos colaterais, pois estes podem ser desejados ou indesejados (Tabela 1).[1,3,4]

Os efeitos observados variam de acordo com o receptor opioide a ser ativado. Esses receptores são divididos em grupos e variam na sua distribuição de espécie para espécie, o que justifica diferentes reações a um mesmo fármaco em diferentes animais. Os receptores atualmente conhecidos são μ (mi), κ (kappa), δ (delta) e o receptor NOP, cujo papel ainda está sendo estudado e compreendido.[1,4,5] Porém, os receptores principais e sua atuação estão descritos na Tabela 2.

TABELA 1 Efeitos colaterais dos fármacos analgésicos opioides

Sedação	Desejado
Disforia	Indesejado
Midríase/miose	Indesejado
Êmese	Indesejado
Diminuição da motilidade gastrintestinal	Indesejado
Depressão respiratória	Indesejado

TABELA 2 Receptores opioides e suas atuações

Receptor	Atuação
μ (mi)	Analgesia, sedação, disforia, depressão respiratória
κ (kappa)	Analgesia fraca e sedação de leve a moderada

Os principais opioides de uso na MPA são buprenorfina, butorfanol, meperidina, metadona e tramadol (Tabela 3).

Buprenorfina

I. **Definição:** a buprenorfina possui um mecanismo de ação definido por muitas literaturas como de um agonista parcial mi, tendo também um efeito antagonista kappa descrito. Dessa forma, parece se ligar fortemente aos receptores mi, mas sem exercer efeito clínico total. Especula-se que, por essa característica, o uso de demais opioides agonistas mi após a administração de buprenorfina pode ter seu efeito reduzido, o que, ainda que não seja bem estabelecido pela literatura, faz com que seu uso seja criteriosamente avaliado e decidido conforme cada procedimento. É usado para promover analgesia de leve a moderada, junto com sedação de leve a moderada.
II. **Grupo farmacológico:** opioide.
III. **Receptor-alvo:** agonista parcial mi, antagonista kappa.
IV. **Via de administração:** IM, IV, transmucosa oral (OTM).
V. **Efeitos desejados:** analgesia leve a moderada, sedação.
VI. **Efeitos adversos:** euforia, êmese e náusea, embora bastante raros e muito menos comuns do que em opioides como a morfina.
VII. **Período de latência:** de 30 a 45 minutos.[6]
VIII. **Período hábil:** de 4 a 8 horas.
IX. **Dose para cães:** de 10 a 40 mcg/kg IM/IV.
X. **Dose para gatos:** de 20 a 40 mcg/kg IM/IV.

Butorfanol

I. **Definição:** fármaco opioide agonista-antagonista (agonista de receptor kappa e antagonista de receptor mi), de analgesia fraca. Sedação leve a moderada. Seu uso é restrito para sedação para procedimentos ambulatoriais ou diagnósticos que envolvem estímulo doloroso muito baixo ou ausente, pois, por ser um antagonista de receptores mi, seu uso diminuirá drasticamente o efeito dos demais opioides, requerendo doses muito elevadas e com efeitos adversos importantes associados para obter analgesia adequada caso necessário. Possui efeito platô, de modo que doses crescentes não condizem com efeitos analgésicos crescentes.

II. **Grupo farmacológico:** Opioide.
III. **Receptor-alvo:** antagonista de mi e agonista de kappa.
IV. **Via de administração:** IM, IV, subcutânea (SC).
V. **Efeitos desejados:** sedação leve a moderada e analgesia leve. Efeito antitussígeno e antiemético.
VI. **Efeitos adversos:** depressão respiratória e bradicardia mínimas.
VII. **Período de latência:** 15 minutos.
VIII. **Período hábil:** de 1 a 4 horas.
IX. **Dose para cães:** de 0,2 a 0,4 mg/kg via IM/IV.
X. **Dose para gatos:** de 0,2 a 0,4 mg/kg via IM IV.

Meperidina

I. **Definição:** fármaco sedativo e analgésico fraco. Utilizada principalmente pelo seu potencial sedativo para a MPA, em especial quando combinada com tranquilizantes ou alfa-2 agonistas.
II. **Grupo farmacológico:** opioide.
III. **Receptor-alvo:** agonista mi.
IV. **Via de administração:** IM, intravenosa IV.
V. **Efeitos desejados:** sedação leve a moderada e analgesia fraca.
VI. **Efeitos adversos:** pode induzir a liberação de histamina. Contraindicada em animais com suspeita ou diagnóstico de mastocitoma. Efeitos inotrópicos negativos e antimuscarínicos podem ser observados.
VII. **Período de latência:** de 15 a 30 minutos por via IM.
VIII. **Período hábil:** de 30 min a 2 horas em cães; até 3 horas em gatos.
IX. **Dose para cães:** de 3 a 4 mg/kg IM.
X. **Dose para gatos:** de 3 a 4 mg/kg IM.

Metadona

I. **Definição:** opioide agonista mi, com ação antagonista sobre receptores N-metil D-aspartato (NMDA), utilizado para tratar dor moderada a intensa e para tratamento de quadros que cursam com dor crônica. Promove sedação leve a moderada, semelhante à da morfina. Uma opção mais adotada do que a morfina para a MPA, principalmente por não apresentar efeitos pró-eméticos e por seus efeitos analgésicos se estenderem por maior período.
II. **Grupo farmacológico:** opioide.
III. **Receptor-alvo:** afinidade e ação por receptores mi, antagonista de receptores NMDA.
IV. **Via de administração:** IM, IV, SC.
V. **Efeito desejado:** analgesia semelhante à da morfina, sedação.
VI. **Efeito adverso:** bradicardia, depressão respiratória.
VII. **Período de latência:** quase imediato via IV, de 15 a 30 minutos IM.
VIII. **Período hábil:** de 3 a 6 horas.
IX. **Dose para cães:** de 0,2 a 0,4 mg/kg via IM/IV.
X. **Dose para gatos:** de 0,2 a 0,3 mg/kg via IM/IV.

Tramadol

I. **Definição:** analgésico opioide indicado para controle de dor de grau leve a moderado, com mecanismo misto que também atua na recaptação de norepinefrina e serotonina. Não deve ser usado em animais que já estejam usando fármacos que promovem recaptação de norepinefrina e serotonina, como a amitriptilina, pois há risco de deflagrar o quadro de síndrome serotoninérgica.
II. **Grupo farmacológico:** opioide.
III. **Receptor-alvo:** agonista de receptores mi, recaptação de norepinefrina e serotonina.
IV. **Via de administração:** VO, IM, IV.
V. **Efeito desejado:** analgesia leve a moderada.
VI. **Efeito adverso:** em animais com maior sensibilidade individual ao tramadol, podem ocorrer sintomas como náusea, êmese e sialorreia, além de midríase em gatos.

VII. **Período de latência:** imediato IV e de 20 a 30 minutos IM.
VIII. **Período hábil:** de 6 a 8 horas.
IX. **Dose para cães:** de 2 a 5 mg/kg via IM.
X. **Dose para gatos:** de 2 a 4 mg/kg via IM.

Nalbufina

I. **Definição:** opioide de mecanismo semelhante ao do butorfanol, sendo agonista de receptores opioides kappa e antagonista de receptores mi, porém seus efeitos antagonistas parecem ser mais pronunciados que os do butorfanol em doses equianalgésicas. Pode ser utilizada para a reversão dos efeitos indesejados de opioides agonistas mi, com a vantagem de manter ainda algum grau de analgesia e sedação por meio dos receptores kappa, diferentemente dos antagonistas totais como a naloxona.
II. **Grupo farmacológico:** opioide.
III. **Receptor-alvo:** agonista de receptor opioide kappa e antagonista mi.
IV. **Via de administração:** IM, SC, IV.
V. **Efeitos desejados:** sedação e analgesia leves, reversão dos efeitos de opioides agonistas mi totais.
VI. **Efeitos adversos:** depressão cardiovascular mínima; respiração ofegante; náusea; êmese; estimulação simpática.
VII. **Período de latência:** de 10 a 30 minutos.
VIII. **Período hábil:** de 2 a 4 horas.
IX. **Dose para cães:** de 0,25 mg/kg a 1 mg/kg IV, IM.
X. **Dose para gatos:** de 0,25 mg/kg a 1 mg/kg IV, IM.

Naloxona

I. **Definição:** fármaco antagonista de todos os receptores opioides, em especial dos receptores mi, que funciona se ligando fortemente aos receptores e deslocando competitivamente os opioides agonistas para fora do sítio efetor, suspendendo assim seus efeitos. A naloxona, por sua vez, não produz nenhum efeito agonista. É recomendado que seu uso seja feito de forma titulada, a fim de administrar a dose mínima necessária para antagonizar os efeitos indesejados dos opioides, iniciando a administração na faixa terapêutica inferior e subindo-a gradualmente, evitando assim efeitos adversos de estimulação simpática, como taquicardia, hipertensão, edema pulmonar e arritmias. Por sua meia-vida curta, pode ser necessária a reaplicação em caso de necessidade de reversão dos efeitos de opioides que possuem duração mais longa.

II. **Grupo farmacológico:** antagonista opioide.
III. **Receptor-alvo:** antagonista de receptor opioide mi, kappa e delta.
IV. **Via de administração:** IV.
V. **Efeitos desejados:** reversão dos efeitos dos opioides.
VI. **Efeitos adversos:** convulsão, embora rara; estimulação simpática; dor aguda, ao suspender os efeitos analgésicos dos opioides previamente administrados.
VII. **Período de latência:** de 1 a 2 minutos.
VIII. **Período hábil:** 1 hora.
IX. **Dose para cães:** de 0,001 a 0,04 mg/kg IV.
X. **Dose para gatos:** de 0,001 a 0,04 mg/kg IV.

TABELA 3 Classificação dos analgésicos opioides

Agonistas	Agonistas-antagonistas	Antagonistas
Morfina	Butorfanol	Naloxona
Meperidina	Buprenorfina	
Metadona	Nalbufina	
Tramadol		

ALFA-2 AGONISTAS

Os alfa-2 agonistas são uma classe de fármacos que atua sobre os receptores adrenérgicos alfa-2 ativando-os, gerando uma resposta de retroalimentação negativa que diminui a liberação de noradrenalina e ATP e causa vasoconstrição.[5]

Seus principais efeitos são mostrados no Quadro 2.[1,3]

Os principais representantes desse grupo utilizados em pequenos animais são a xilazina e a dexmedetomidina. Possuem também atuação sobre os receptores adrenérgicos alfa-1, o que implica que podem ser observados efeitos associados a esse tipo de receptor antes que o efeito predominante alfa-2 se instaure e, por isso, eventualmente se pode observar aumento da pressão arterial inicial e até rigidez e excitação paradoxal após administração do fármaco. Esses efeitos colaterais indesejados são minimizados nos fármacos com maior seletividade pelos receptores alfa-2. A xilazina é o fármaco com menor seletividade alfa-2:alfa-1 dentro dessa classe (160:1), enquanto a dexmedetomidina é a com maior seletividade (1620:1).[3] Por sua maior seletividade e maior segurança em relação à xilazina, a dexmedetomidina é o alfa-2 agonista mais adotado em nossa prática clínica.

QUADRO 2 Principais efeitos dos alfa-2 agonistas

Sedação
Analgesia
Hipnose em altas doses
Ataxia
Bradicardia
Bloqueio atrioventricular
Aumento transitório da pressão arterial
Queda da pressão arterial após o aumento
Aumento da resistência vascular sistêmica
Queda da frequência respiratória
Queda do volume corrente
Aumento da diurese
Aumento da glicemia

Os alfa-2 agonistas possuem antagonistas que podem ser utilizados como reversores, conferindo maior segurança, já que há a possibilidade de reversão em casos de sobredose ou efeitos indesejados. São eles a ioimbina, o atipamezol e a tolazolina.

Dexmedetomidina

I. **Definição:** fármaco capaz de produzir sedação de moderada a intensa, analgesia, hipnose e relaxamento muscular. Muito útil na sedação de animais muito agitados e/ou irascíveis. É observado um aumento da resistência vascular sistêmica. O antagonista alfa-2 adrenérgico mais indicado para reverter os efeitos da dexmedetomidina é o atipamezol.
II. **Grupo farmacológico:** alfa-2 agonista.
III. **Receptor-alvo:** receptores alfa-2.
IV. **Via de administração:** IM, IV, OTM.

V. **Efeito desejado:** sedação, analgesia, hipnose e relaxamento muscular.
VI. **Efeito adverso:** aumento transitório da pressão arterial, seguido de hipotensão e bradicardia; predispõe a bloqueios atrioventriculares (BAV) de primeiro e segundo graus. Êmese pode ser observada em alguns casos.
VII. **Período de latência:** de 1 a 3 minutos por via intravenosa e de 3 a 5 minutos por via intramuscular. Pico de sedação em torno de 10 a 20 minutos.
VIII. **Período hábil:** de 1 a 2 horas.
IX. **Dose para cães:** de 2 a 5 mcg/kg IM.
X. **Dose para gatos:** de 3 a 10 mcg/kg IM.

Atipamezol

I. **Definição:** fármaco antagonista dos receptores alfa-2 adrenérgicos, frequentemente utilizado para reversão de efeitos indesejados de fármacos agonistas alfa-2 adrenérgicos. É altamente seletivo para receptores alfa-2 adrenérgicos (cerca de 200 a 300 vezes mais que a ioimbina), sendo mais adequado para a reversão de fármacos alfa-2 agonistas também altamente seletivos, como a dexmedetomidina.
II. **Grupo farmacológico:** antagonista alfa-2 adrenérgico.
III. **Receptor-alvo:** antagonista dos receptores alfa-2 adrenérgicos.
IV. **Via de administração:** IM, IV.
V. **Efeitos desejados:** reversão dos efeitos dos agonistas alfa-2 adrenérgicos.
VI. **Efeitos adversos:** excitação, tremores musculares, taquicardia, hipotensão, sialorreia e diarreia.
VII. **Período de latência:** de 5 a 15 minutos por via IM, efeito quase instantâneo por via IV.
VIII. **Período hábil:** de 2 a 3 horas.
IX. **Dose para cães:** dez vezes a dose utilizada de dexmedetomidina por via IM. Titulada até obtenção da reversão desejada por via IV.
X. **Dose para gatos:** cinco vezes a dose utilizada de dexmedetomidina por via IM. Titulada até obtenção da reversão desejada por via IV.

As associações utilizadas na MPA dos pacientes são escolhidas após avaliação pré-anestésica criteriosa, e leva-se em conta o risco anestésico determinado pela American Society of Anesthesiologists (ASA). Na Tabela 5 são demonstradas algumas associações utilizadas no Serviço de Anestesia do Hovet-FMVZ USP.

TABELA 4 Fármacos da medicação pré-anestésica

Medicamento	Classe	Receptor-alvo	Efeitos	Efeitos adversos	Duração	Dose em cães	Dose em gatos
Acepromazina	Tranquilizante fenotiazínico	Antagonista D2, alfa-1, H1, antisserotoninérgico e anticolinérgico	Tranquilização, ação antiemética e anti-histamínica	Vasodilatação, hipotensão, esplenomegalia, diminuição do hematócrito, hipotermia	2-3 horas	0,02-0,05 mg/kg IM; 0,01-0,02 mg/kg IV	0,03-0,1 mg/kg IV
Atipamezol	Antagonista alfa-2	Antagonista alfa-2	Reversão dos efeitos dos agonistas alfa-2	Excitação, tremores musculares, taquicardia, hipotensão, sialorreia e diarreia	2-3 horas	Dez vezes a dose usada de dexmedetomidina por via IM, titulada até a obtenção da reversão desejada por via IV	Cinco vezes a dose usada de dexmedetomidina por via IM, titulada até a obtenção da reversão desejada por via IV
Buprenorfina	Opioide	Agonista parcial mi, antagonista kappa	Analgesia leve a moderada, sedação	Euforia (incomum)	4-8 horas	10-40 mcg/kg IM/IV	20-40 mcg/kg IM/IV
Butorfanol	Opioide	Antagonista mi, agonista kappa	Sedação leve a moderada, analgesia leve	Depressão cardiovascular mínima	1-4 horas	0,2-0,4 mg/kg IM/IV	0,2-0,4 mg/kg IM/IV
Dexmedetomidina	Alfa-2 agonista	Agonista de adrenérgicos alfa-2	Sedação, analgesia, hipnose e relaxamento muscular	Aumento de pressão arterial transitório, seguido de hipotensão, bradicardia, BAV de 1º e 2º graus, êmese	1-2 horas	2-5 mcg/kg IM	3-10 mcg/kg IM

continua

TABELA 4 Fármacos da medicação pré-anestésica (*continuação*)

Medicamento	Classe	Receptor-alvo	Efeitos	Efeitos adversos	Duração	Dose em cães	Dose em gatos
Meperidina	Opioide	Agonista mi, kappa e delta	Sedação leve a moderada, analgesia leve	Liberação de histamina	30 min a 2 horas em cães, até 3 horas em gatos	3-4 mg/kg IM	3-4 mg/kg IM
Metadona	Opioide	Agonista mi e delta, antagonista NMDA	Analgesia, sedação	Bradicardia, depressão respiratória	3-6 horas	0,2-0,4 mg/kg IM/IV	0,2-0,3 mg/kg IM/IV
Nalbufina	Opioide	Antagonista mi, agonista kappa	Analgesia e sedação leve; reversão dos efeitos de opioides mi	Respiração ofegante, náusea, êmese, estimulação simpática, mínima depressão cardiovascular	2-4 horas	0,25-1 mg/kg IM/IV	0,25-1 mg/kg IM/IV
Naloxona	Antagonista opioide	Antagonista mi, kappa e delta	Reversão dos efeitos de opioides	Convulsão, embora raro; estimulação simpática; dor aguda	1 hora	0,001-0,04 mg/kg IV	0,001-0,04 mg/kg IV
Tramadol	Opioide	Agonista de receptores mi, serotoninérgicos e noradrenérgicos	Analgesia leve a moderada	Náusea, êmese e sialorreia (incomum). Midríase em gatos	6-8 horas	2-5 mg/kg IM	2-4 mg/kg IM

TABELA 5 Associações utilizadas na medicação pré-anestésica baseada na American Society of Anesthesiologists

ASA I-II	ASA III	ASA IV
Acepromazina + meperidina	Tramadol	Tramadol
Acepromazina + tramadol	Meperidina	Meperidina
Acepromazina + metadona	Metadona	
Acepromazina + butorfanol		
Acepromazina + buprenorfina		
Dexmedetomidina + meperidina		
Dexmedetomidina + metadona		
Dexmedetomidina		

REFERÊNCIAS

1. Spinosa HS, Górniak SL, Bernardi MM. Farmacologia aplicada à medicina veterinária. 6. ed. Rio de Janeiro: Guanabara Koogan; 2017.
2. Massone F. Anestesiologia veterinária farmacologia e técnicas: texto e atlas colorido. 7. ed. Rio de Janeiro: Guanabara Koogan; 2019.
3. Grimm KA, Lamont LA, Tranquilli WJ, Greene SA, Robertson SA. Veterinary anesthesia and analgesia: the fifth edition of Lumb and Jones [Internet]. Disponível em: https://www.mendeley.com/catalogue/62cfb62a-92cd-3ea6-bf97-1028a8d331b5/. Acesso em 24 jun. 2024.
4. Grimm KA, Tranquilli WJ, Lamont LA. Essentials of small animal anesthesia and analgesia. 2. ed. Somerset: John Wiley & Sons; 2011.
5. Fantoni D. Tratamento da dor na clínica de pequenos animais. Rio de Janeiro: Elsevier; 2012.
6. Steagall PVM, Monteiro-Steagall BP, Taylor PM. A review of the studies using buprenorphine in cats. J Vet Intern Med [Internet]. 2014;28(3):762-70. Disponível em: https://www.ncbi.nlm.nih.gov/pmc/articles/PMC4895465/. Acesso em 24 jun. 2024.

4

Indução anestésica

Jéssica Sperandio Cavaco

INTRODUÇÃO

A fase da indução anestésica corresponde ao momento de transição entre o estado consciente e o estado inconsciente do animal, permitindo a intubação orotraqueal. A escolha do protocolo de indução anestésica depende de diversos fatores, principalmente da classificação do paciente, de acordo com a American Society of Anesthesiologists (ASA).

Entre os fármacos utilizados na rotina do Serviço de Anestesia do Departamento de Cirurgia do Hospital Veterinário da Faculdade de Medicina Veterinária e Zootecnia da Universidade de São Paulo (Hovet-FMVZ USP) estão: propofol, etomidato, fentanil, cetamina, diazepam e midazolam.

PROPOFOL

I. **Definição:** fármaco anestésico com propriedades hipnóticas e sedativas, de curta duração, não barbitúrico, não cumulativo e de ação rápida.[1-3]

II. **Grupo farmacológico:** alquilfenol.[2]

III. **Mecanismo de ação:** potencialização dos efeitos inibitórios do ácido gama-aminobutírico (Gaba).[4]

IV. **Via de administração:** exclusivamente intravenosa (IV).[5]
   - Administração deve ser realizada de forma lenta para evitar apneia.

V. **Efeitos sistêmicos:** indução rápida, cerca de 20 segundos, promovendo a perda de reflexos protetores. A recuperação também é rápida, sendo o período hábil de 5 a 10 minutos.[2,5]

VI. Promove depressão do sistema cardiovascular e respiratório dose-dependente, podendo ocasionar cianose e apneia, hipotensão arterial, redução da pressão intracraniana e de perfusão cerebral.[1,5] Em gatos, a infusão contínua pode levar a recuperação prolongada e induzir lesão oxidativa nas hemácias, resultando no aparecimento de corpúsculos de Heinz no hemograma.[6]

VII. **Dose para cães e gatos com medicação pré-anestésica (MPA):** de 2,0 a 6,0 mg/kg IV.[3]

VIII. **Dose para cães e gatos sem MPA:** de 6,0 a 8,0 mg/kg IV.[1]
- A dose tanto em cães quanto em gatos vai depender do efeito da MPA, bem como da idade e do estado geral do paciente e ASA.
- Não possui antagonista.

ETOMIDATO

I. **Definição:** fármaco anestésico com propriedades hipnóticas, não analgésico, não barbitúrico, sendo o fármaco de eleição em cardiopatas e animais com histórico de reação anafilática.[2,3,5] Todavia, para redução de efeitos adversos como mioclonias e mímica de vômito, recomenda-se administrar em associação com benzodiazepínico e/ou opioide.

II. **Grupo farmacológico:** composto imidazólico.[2]

III. **Mecanismo de ação:** intensifica os efeitos inibitórios do neurotransmissor Gaba.[4]

IV. **Via de administração:** exclusivamente IV.[5]
- Se administrado em área extravascular, pode promover necrose tecidual. Além disso, pode causar dor na aplicação, sendo recomendada sua diluição.[3]

V. **Efeitos sistêmicos:** hipnose, estabilidade cardiovascular, redução da pressão intracraniana e não liberação de histamina.[2,5]
- Efeitos cardiovasculares e respiratórios mínimos. Pode provocar mioclonias, dor e flebite após a administração, excitação e vômitos, além de redução da resposta adrenocortical e inibição da síntese de cortisol por 4 a 8 horas e até 24 horas em animais idosos e debilitados.[3,7,8]

VI. **Doses para cães e gatos:** de 1,0 a 3,0 mg/kg IV.[3]
- Não possui antagonista.

FENTANIL

I. **Definição:** o fentanil é 80 a 100 vezes mais potente que a morfina e trata-se de um opioide sintético agonista mi.[9] Pode ser utilizada como coindutor ou em associação a um benzodiazepínico para a indução de paciente com instabilidade cardiovascular ou hemodinâmica.

II. **Grupo farmacológico:** opioide.[9]

III. **Mecanismo de ação:** agonista de receptor mi.[9]

IV. **Via de administração:** no momento da indução, a via de eleição é a IV.[3]

V. **Efeitos sistêmicos:** potente analgesia, curto período de latência, cerca de 1 minuto e duração de 20 a 30 minutos. Não provoca liberação de histamina e promove sedação.[10]
   - Causa depressão respiratória dose-dependente e bradicardia sinusal por estimulação parassimpática, podendo causar redução da pressão arterial e do débito cardíaco.[10] A bradicardia pode ser revertida com atropina. Causa acúmulo na gordura por ser lipossolúvel, podendo ocasionar recuperação prolongada quando utilizada em infusão contínua.

VI. **Doses para cães e gatos:** de 1,0 a 5,0 µg/kg IV.[3]
   - Recomenda-se diluição e administração lenta.
   - Duração de cerca de 20 a 30 minutos.[3]
   - Possui antagonista (naloxona).

CETAMINA

I. **Definição:** fármaco anestésico dissociativo que produz inconsciência e analgesia dose-dependente.[11]
   - Na farmacopeia brasileira pode-se encontrar a formulação racêmica, contendo os estereoisômeros S(+) e R(−) e a formulação apenas com o isômero S(+), sendo essa mais pura e mais potente, conhecida como cetamina S.

II. **Grupo farmacológico:** derivada da fenciclidina.[11]

III. **Mecanismo de ação:** antagonista de receptores NMDA, ação indireta em Gaba, antagonismo dos receptores muscarínicos, agonista de receptores opioides sigma e bloqueio da recaptação de catecolaminas.[12]

IV. **Via de administração:** no momento da indução, a via de eleição é a IV.[3]

V. **Efeitos sistêmicos:** sedação, efeito analgésico, sendo mais eficaz para dor somática.[11-13] Início de ação imediato por via IV e duração de 10 a 15 minutos.
   - Taquicardia, hipertensão, aumento das pressões intracraniana e intraocular, respiração apnêustica, rigidez muscular e sialorreia, alucinações.[12,13] Não há perda dos reflexos protetores, o que dificulta a intubação se não houver uma boa MPA. Em gatos, pode ter efeito prolongado, principalmente em paciente com doença renal crônica e é contraindicada na cardiomiopatia hipertrófica.[14]

VI. **Doses anestésicas em cães e gatos:** de 2,0 a 5,0 mg/kg IV.[3]
   - Recomenda-se a associação com benzodiazepínicos e/ou opioide com a finalidade de promover melhor relaxamento muscular e coibir as alucinações.

VII. **Doses subanestésicas em cães e gatos:** de 0,1 a 0,5 mg/kg IV.[15]
   - Doses subanestésicas, recomendadas com o intuito de analgesia em infusão contínua somente. Doses únicas no pós-operatório não são recomendadas por seu curto período de ação.
   - Não possui antagonista.

DIAZEPAM

I. **Definição:** fármaco anestésico hipnótico, ansiolítico, miorrelaxante, anticonvulsivante e provoca amnésia.[16]
   - Recomenda-se seu uso associado à cetamina. Seu uso isolado é recomendado somente em casos de crises convulsivas. No momento da indução anestésica, este fármaco normalmente é utilizado na indução de pacientes debilitados, associado a outros fármacos.

II. **Grupo farmacológico:** benzodiazepínico.[16]

III. **Mecanismo de ação:** potencializa os efeitos inibitórios do Gaba.[13]

IV. **Via de administração:** no momento da indução, a via de eleição é a IV.
   - Administração deve ser realizada lentamente, com o fármaco diluído.

V. **Efeitos sistêmicos:** hipnose com excelente relaxamento muscular, ação anticonvulsivante, efeitos cardiovasculares e respiratórios mínimos.[16,17] A formulação com propilenoglicol gera dor e irritação no local de aplicação e pode gerar tromboflebite quando administrado pela via intravenosa.[17]

VI. **Doses em cães e gatos:** de 0,5 a 1,0 mg/kg IV.[16]
- Possui antagonista (flumazenil).

MIDAZOLAM

I. **Definição:** fármaco anestésico hipnótico, ansiolítico, miorrelaxante, anticonvulsivante e que provoca amnésia.[16]
- Recomenda-se utilizar em associação com outros fármacos, como cetamina, propofol ou etomidato, em especial nos pacientes hígidos, a fim de evitar os efeitos de excitação paradoxal.

II. **Grupo farmacológico:** benzodiazepínico.[16]
III. **Mecanismo de ação:** potencializa os efeitos inibitórios do Gaba.[13]
IV. **Via de administração:** no momento da indução a via de eleição é a IV.
V. **Efeitos sistêmicos:** hipnose com excelente relaxamento muscular, ação anticonvulsivante, efeitos cardiovasculares e respiratórios mínimos, podendo causar hipotensão e apneia transitória.[16,17] Além disso, não provoca dor e não gera tromboflebite, possui duração mais curta que a do diazepam, sendo o benzodiazepínico de escolha em pequenos animais.[17]
VI. **Doses em cães e gatos:** de 0,2 a 0,5 mg/kg IV.[16]
- Possui antagonista (flumazenil).

Além desses fármacos, em algumas situações, pode-se utilizar anestésico inalatório isofluorano ou sevofluorano na máscara no momento da indução anestésica. Todavia, esses serão abordados no capítulo sobre manutenção anestésica.

REFERÊNCIAS

1. Branson KR. Anestesia injetável e técnicas alternativas. In: Tranquilli WJ, Thurmon JC, Grimm KA. Lumb & Jones: anestesiologia e analgesia veterinária. 4. ed. São Paulo: Roca; 2014. p.305-34.
2. Massone F, Cortopassi SRG. Anestesia intravenosa. In: Fantoni DT, Cortopassi SRG. Anestesia em cães e gatos. 2. ed. São Paulo: Roca; 2009. p.228-36.
3. Grubb T, Sager J, Gaynor JS, Montgomery E, Parker JA, Shafford H, Tearney C. 2020 AAHA anesthesia and monitoring guidelines for dogs and cats. J Am Anim Hosp Assoc. 2020;56(2):59-82.
4. Belelli D, Pistis M, Peters JA, Lambert JJ. The interaction of general anaesthetics and neurosteroids with GABA(A) and glycine receptors. Neurochem Int. 1999;34(5):447-52.
5. Natalini CC. Teoria e técnicas em anestesiologia veterinária. Porto Alegre: Artmed; 2007. cap. 4. p.67-82.

6. Andress JL, Day TK, Day DG. The effects of consecutive day propofol anesthesia on feline red blood cells. Vet Surg. 1995;24(3):277-82.
7. Muir 3rd WW, Mason DE. Side effects of etomidate in dogs. J Am Vet Med Assoc. 1989;194(10): 1430-4.
8. Allolio B, Stuttmann R, Leonhard U, Fischer H, Winkelmann W. Adrenocortical suppression by a single induction dose of etomidate. Klin Wochenschr. 1984;62(21):1014-7.
9. Papich MG. Manual Saunders terapêutico veterinário. 2. ed. São Paulo: MedVet; 2009. p.306-8.
10. Fantoni D, Garofalo NA. Fármacos analgésicos opioides. In: Fantoni D. Tratamento da dor na clínica de pequenos animais. Rio de Janeiro: Elsevier; 2011. p.109-26.
11. Moreno JCD. Antagonistas de receptores N-metil-D-aspartato (NMDA). In: Fantoni D. Tratamento da dor na clínica de pequenos animais. Rio de Janeiro: Elsevier; 2011. p.171-80.
12. Valadão CAA. Anestésicos dissociativos. In: Fantoni DT, Cortopassi SRG. Anestesia em cães e gatos. 2. ed. São Paulo: Roca; 2009. p.237-45.
13. Natalini CC. Teoria e técnicas em anestesiologia veterinária. Porto Alegre: Artmed; 2007. cap. p.43-66.
14. Steagall PV. Analgesia: what makes cats different/challenging and what is critical for cats? Vet Clin North Am Small Anim Pract. 2020;50(4):749-67.
15. Perkowski SZ, Wetmore LA. The science and art of analgesia. In: Gleed RD, Ludders JW. Recent advances in veterinary anesthesia and analgesia: companion animals. Ithaca, New York: International Veterinary Information Service; 2006.
16. Cortopassi SRG, Fantoni DT. Medicação pré-anestésica. In: Fantoni DT, Cortopassi SRG. Anestesia em cães e gatos. 2. ed. São Paulo: Roca; 2009. p.217-27.
17. Murrell J. Choice of premedicants in cats and dogs. In Practice. 2007;29(2):100-6.

5

Manutenção anestésica

Laura Lima do Val Carneiro Machado

INTRODUÇÃO

A manutenção anestésica é a fase do procedimento anestésico que perdura da indução até o término do procedimento cirúrgico e tem como objetivo assegurar adequado plano anestésico, no qual hipnose, relaxamento muscular, analgesia e ausência de reflexos autonômicos sejam garantidos ao paciente.[1,2]

Anestésicos inalatórios são ótimas opções para a manutenção anestésica, visto que são absorvidos e eliminados em grande parte por via pulmonar (poupando o paciente de sobrecarga de metabolização hepática e renal) e permitem ajuste rápido e efetivo da profundidade anestésica, são facilmente mensuráveis de maneira contínua por meio de analisador de gases, o que aumenta a segurança de utilização. A Tabela 1 apresenta fármacos amplamente utilizados na medicina veterinária.[3]

Anestésicos injetáveis são administrados na manutenção anestésica por meio de infusão contínua, sendo necessário o uso de bombas de infusão; em procedimentos ambulatoriais e rápidos, pode-se lançar mão de *bolus* intermitente. A Tabela 2 apresenta os principais fármacos e seus efeitos.[3]

TABELA 1 Fármacos inalatórios e seus efeitos[1-3]

	Isoflurano	Sevoflurano
Definição	Fármaco anestésico volátil, hipnótico e sedativo	Fármaco anestésico volátil, hipnótico e sedativo
Grupo farmacológico	Composto orgânico halogenado	Composto orgânico halogenado
Receptor-alvo	Gaba, colinérgico	Gaba, colinérgico
Via de administração	Inalatória	Inalatória
Efeitos	Sedação, hipnose, relaxamento muscular, rápida indução e recuperação. Não tem efeito analgésico.	Sedação, hipnose, relaxamento muscular, rápida indução e recuperação. Não tem efeito analgésico.
Efeitos adversos	Todos os efeitos são dose-dependentes – hipotensão, taquicardia, vasodilatação, depressão do SNC e cardiorrespiratória. Tem odor pungente. O uso da máscara diretamente sobre os olhos pode causar lesões em globo ocular.	Todos os efeitos são dose-dependentes – hipotensão, taquicardia, vasodilatação, depressão do SNC e cardiorrespiratória.
Dose em cães	CAM: 1,28-1,39	CAM: 2,1-2,36
Dose em gatos	CAM: 1,28-2,21	CAM: 2,58-3,41

CAM: concentração alveolar mínima; Gaba: ácido gama-aminobutírico; SNC: sistema nervoso central.

TABELA 2 Anestésicos injetáveis[1-3]

	Propofol	Dexmedetomidina	Fentanil	Remifentanil
Definição	Fármaco anestésico fenólico, não barbitúrico, lipofílico, com ação e absorção rápidas pela redistribuição do SNC para outros tecidos. Biotransformação hepática e extra-hepática e eliminação pela urina e, em menor parte, bile.	É o enantiômero ativo da medetomidina, sendo duas vezes mais potente. Biotransformação hepática e eliminação pela urina. Causa sedação, analgesia e relaxamento muscular dose-dependente.	Fármaco opioide sintético de ação curta e altamente lipossolúvel. Seu pico de ação analgésica é de cinco minutos e dura por volta de trinta minutos quando administrado em *bolus* e em altas doses. Em infusão contínua, causa estabilidade hemodinâmica e analgesia intensa.	Fármaco análogo estrutural do fentanil, com ação mais rápida e duração mais curta. Indicado em infusões contínuas prolongadas, pois não apresenta efeitos cumulativos. Biotransformação por esterases plasmáticas, causando pouco efeito deletério em hepatopatas e doentes renais.
Grupo farmacológico	Alquilfenol	Agonista alfa-2 adrenérgico	Opioide agonista de receptores mi	Opioide agonista de receptores mi
Receptor-alvo	Receptores Gaba-A e inibidor de NMDA	Receptores alfa-2 adrenérgicos. Pouca ligação a receptores alfa-1 adrenérgicos. Relação 1620:1.	Receptores opioides mi	Receptores opioides mi
Via de administração	IV	IV	IV	IV

continua

TABELA 2 Anestésicos injetáveis[1-3] (*continuação*)

	Propofol	Dexmedetomidina	Fentanil	Remifentanil
Efeitos	Relaxamento muscular e hipnose	Sedação, relaxamento muscular, analgesia supraespinhal, manutenção da função pulmonar – diminuição da frequência respiratória, mas concentração de CO_2 arterial se mantém. Manutenção da perfusão do SNC.	Analgesia potente	Analgesia potente e sedação
Efeitos adversos	Depressão do sistema cardiovascular e respiratório: apneia, hipotensão, taquicardia, redução das pressões intraocular e intracraniana. Em gatos, a administração por vários dias pode causar lesão oxidativa em hemácias.	Bradicardia, aumento da resistência vascular periférica, vasoconstrição periférica, aumento da pressão arterial.	Bradicardia, hipotensão, depressão cardiorrespiratória dose-dependente	Bradicardia, hipotensão, depressão cardiorrespiratória dose-dependente
Doses	0,15-0,4 mg/kg/min IV ou *bolus* intermitente de 0,5-2 mg/kg para procedimentos rápidos	0,02-0,03 mcg/kg/min IV	0,2-0,6 mcg/kg/min IV	0,1-0,6 mcg/kg/min IV

Gaba: ácido gama-aminobutírico; IV: intravenoso; NMDA: N-metil-D- aspartato; SNC: sistema nervoso central.

REFERÊNCIAS

1. Fantoni DT, Cortopassi SRG. Anestesia em cães e gatos. 2. ed. São Paulo: Roca; 2010.
2. Manica J. Anestesiologia. 4. ed. Porto Alegre: Artmed; 2018.
3. Tranquilli WJ, Thurmon JC, Grimm KA. Lumb & Jones' veterinary anesthesia and analgesia. 5. ed. Iowa: Wiley Blackwell; 2015.

6

Protocolos anestésicos em cães

Denise Tabacchi Fantoni
Vitoria Sobrinho Resende

INTRODUÇÃO

Ao optar por uma técnica anestésica, deve-se levar em consideração os aspectos relacionados ao procedimento (tipo de intervenção ou manipulação a ser realizada, bem como sua duração) e ao animal em questão (temperamento: dócil, irrascível, agitado; e estado: prenhez, obesidade, cardiopatia ou outras comorbidades). É de extrema importância saber se o animal está apto a ser submetido a uma anestesia, e para isso é realizada a avaliação pré-anestésica, levando em consideração os exames físicos e complementares. Além disso, a classificação ASA do risco anestésico (já abordada em capítulos anteriores) se faz importante na escolha da técnica mais adequada. A seguir, são apresentados os protocolos mais empregados no Serviço de Anestesia. É importante considerar que as doses são apenas sugestões e devem ser adaptadas a cada caso específico.

O emprego de analgésicos opioides em infusão contínua durante a manutenção é interessante para aumentar o grau de analgesia e reduzir as concentrações do anestésico inalatório ou do propofol, principalmente em intervenções de longa duração e nos pacientes de alto risco. Podem ser utilizados o fentanil (0,2-0,5 mcg/kg/min), o sufentanil (0,1 mcg/kg/min) e o remifentanil (0,1-0,3 mcg/kg/min). *Bolus* dos opioides podem ser utilizados, caso o procedimento seja de curta duração, não requerendo a infusão contínua. A dexmedetomidina também é excelente opção para a manutenção da anestesia em infusão contínua.[1]

Protocolos anestésicos utilizados no Serviço de Anestesia do Hospital Veterinário da Faculdade de Medicina Veterinária da Universidade de São Paulo

Categoria de risco I e II	
Técnica 1	
MPA	Acepromazina (0,02-0,05 mg/kg) + tramadol (2 mg/kg) IM
Indução	Propofol (5 mg/kg) IV/lentamente ou propofol (2-3 mg/kg) + midazolam (0,5 mg/kg)
Manutenção	Isoflurano ou sevoflurano
Indicação	Animais hígidos em procedimentos cirúrgicos eletivos
Observação	O tramadol pode ser substituído por metadona (0,2 mg/kg) ou buprenorfina (0,02-0,04 mg/kg) IM.
Técnica 2	
MPA	Acepromazina (0,02-0,05 mg/kg) + tramadol (2 mg/kg) IM
Indução	Cetamina (5 mg/kg) + midazolam (0,5 mg/kg) (ou diazepam 1 mg/kg) IV
Manutenção	Isoflurano ou sevoflurano
Indicação	Pode ser empregada em variados procedimentos, incluindo pacientes ASA III ou IV excluindo-se a acepromazina
Observação	Recuperação agitada → utilizar fenotiazínicos ou agonistas alfa-2 adrenérgicos
Técnica 3	
MPA	Dexmedetomidina (1-3 mcg/kg) + buprenorfina (0,02 mg/kg) IM (ou tramadol ou metadona)
Indução	Propofol (3-5 mg/kg) IV lentamente
Manutenção	Isoflurano ou sevoflurano
Indicação	Animais higidos de temperamento agitado ou irrascível
Observação	A dexmedetomidina pode promover alterações ecocardiográficas significativas, não sendo indicada para sedação para exame cardiológico; para cães cardiopatas não deve ser administrada em bolus na MPA.
Observação	Muito utilizada para animais hígidos e agitados
Categoria de risco III	
Técnica 4	
MPA	Tramadol (2 mg/kg) IM ou buprenorfina (0,02-0,04 mg/kg)
Indução	Etomidato (1-2 mg/kg) e fentanil (2-3 mcg/kg) IV lentamente
Manutenção	Isoflurano ou sevoflurano
Indicação	Muito segura para categoria de risco III e eventualmente pode ser utilizada em categoria de risco IV. Técnica de eleição em animais cardiopatas e politraumatizados.

continua

Protocolos anestésicos utilizados no Serviço de Anestesia do Hospital Veterinário da Faculdade de Medicina Veterinária da Universidade de São Paulo (*continuação*)

Observação	O fentanil pode ser substituído por midazolam (0,2-0,4 mg/kg) IV; animais cardiopatas em choque séptico podem receber o etomidato desde que seja realizada administração de hidrocortizona (2-3 mg/kg 3 × ao dia) por 48 horas.
	Técnica 5
MPA	Tramadol (2 mg/kg) ou buprenorfina (0,02-0,04 mg/kg) IM
Indução	Propofol (2 mg/kg) e fentanil (2-3 mcg/kg) IV lentamente
Manutenção	Isoflurano ou sevoflurano
Indicação	Animais que não apresentem cardiopatia importante ou instabilidade hemodinâmica grave.
	Categoria de risco IV
	Técnica 6
MPA	Buprenorfina (0,1-0,02 mg/kg) ou tramadol (1 mg/kg) IM
Indução	Etomidato (1-2 mg/kg) + midazolam (1-3 mcg/kg) IV, ambos lentamente ou isofluorano ou sevofluorano na máscara
Manutenção	Isoflurano ou sevoflurano
Observações	Animais extremamente prostrados podem ser induzidos através da máscara, sendo o sevofluorano a melhor opção. Iniciar a indução com a metade da dose do etomidato, em seguida administrar todo o midazolam e finalizar com o etomidato remanescente, caso necessário. Deve ser administrado lentamente para evitar bradicardia excessiva.
	Técnicas peridurais
Analgesia	Morfina (0,1 mg/kg) + lidocaína (0,2 mg/kg) – completar para volume total de 0,26 mL/kg para analgesia de membros pélvicos ou região pélvica. Para analgesia de membros anteriores o volume deve ser completado para 0,5 mL/kg.[2]
Anestesia	Morfina (0,1 mg/kg) + lidocaína (5 mg/kg) – completar para volume total de 0,26 mL/kg para cirurgias na região pélvica e perineal e de membros posteriores. Para cirurgias abdominais, incluindo a OSH, o volume deve ser completado para 0,36 mL/kg.
	Morfina (0,1 mg/kg) + bupivacaína (1 mg/kg) – completar para volume total de 0,26 mL/kg para cirurgias em membros pélvicos e região perineal.[3]
Fentanil (2 mcg/kg) pode ser adicionado à solução para anestesia epidural a fim de incrementar a analgesia.	

IM: intramuscular; IV: intravenoso; MPA: medicação pré-anestésica.

Os bloqueadores neuromusculares são utilizados com a finalidade de aumentar o relaxamento muscular. Os fármacos utilizados são: rocurônio (0,3-0,6 mg/kg), atracúrio (0,1 mg/kg), vecurônio (0,1 mg/kg).

MANUTENÇÃO DA ANESTESIA

A manutenção da anestesia pode ser realizada com o emprego de diferentes fármacos. Geralmente, são empregados os anestésicos inalatórios (isofluorano ou sevofluorano) ou, eventualmente, o propofol em infusão contínua como base da manutenção anestésica. Com o intuito de incrementar a analgesia, agentes como os opioides potentes (remifentanil ou fentanil), a dexmedetomidina, a lidocaina e/ou a cetamina são adicionadas ao protocolo anestésico. Os bloqueios regionais também são amplamente empregados em associação aos anestésicos inalatórios ou ao propofol.

Agente	Dose em bolus	Dose em infusão contínua
midazolam	0,2-0,4 mg/kg	0,02-0,05 mg/kg
propofol	3-6 mg/kg	12-20 mg/kg/h
cetamina	0,5-1 mg/kg	0,3-0,6 mg/kg/h
dexmedetomidina	1-3 mcg/kg	0,5-2 mcg/kg/h
lidocaína	1-2 mg/kg	1-3 mg/kg/h

Fonte: modificado de Duke T, 2013.[4]

REFERÊNCIAS

1. Nagashima JK, Gonçalves LA, Pereira MA, Talib MS, de Olveira CM, Ambrósio AM, Fantoni DT. Microcirculation assessment of dexmedetomidine constant rate infusion during anesthesia of dogs with sepsis from pyometra: a randomized clinical study. Vet Anaesth Analg. 2022;49(6):536-45.
2. Marucio RL, Monteiro ER, Moroz LR, Fantoni DT. Postoperative analgesic effects of epidural administration of neostigmine alone or in combination with morphine in dogs undergoing orthopedic surgery of the pelvic limbs. Am J Vet Res. 2014;75(11):956-63.
3. Almeida TF, Fantoni DT, Mastrocinque S, Tatarunas AC and Imagawa VH. Epidural anesthesia with bupivacaine, bupivacaine and fentanyl, or bupivacaine and sufentanil during intravenous administration of propofol for ovariohysterectomy in dogs, Journal of the American Veterinary Medical Association. 2007;230:45-51.
4. Duke T. Partial intravenous anesthesia in cats and dogs. Can Vet J. 2013;54(3):276-82.

7

Protocolos anestésicos em gatos

Aline Magalhães Ambrósio
Vitoria Sobrinho Resende

INTRODUÇÃO

Assim como o Capítulo 5, este tem como objetivo apresentar opções de protocolos-base utilizados em gatos no Serviço de Anestesiologia do Hospital Veterinário da Faculdade de Medicina Veterinária e Zootecnia da Universidade de São Paulo (Hovet-FMVZ USP), os quais se encontram de acordo com os *Guidelines* de 2020 sobre anestesia e monitoração em cães e gatos.[1,2]

Protocolos anestésicos utilizados em felinos no Serviço de Anestesiologia do Hospital Veterinário da Faculdade de Medicina Veterinária da Universidade de São Paulo

Categorias de risco I e II	
Técnica 1	
MPA (IM)	Acepromazina (0,03-0,1 mg/kg) + tramadol (2-4 mg/kg) ou metadona (0,2-0,3 mg/kg) ou buprenorfina (0,02-0,04 mg/kg)
Indução (IV)	Propofol (2-5 mg/kg) Lidocaína (0,2 mL) em região periglótica para realizar a intubação
Manutenção	Isoflurano ou sevoflurano
Indicação	Animais hígidos em procedimentos cirúrgicos eletivos
Observação	A escolha do opioide dependerá da intensidade da dor sentida pelo paciente em decorrência de suas comorbidades e do procedimento cirúrgico.

continua

Protocolos anestésicos utilizados em felinos no Serviço de Anestesiologia do Hospital Veterinário da Faculdade de Medicina Veterinária da Universidade de São Paulo (*continuação*)

	Técnica 2
MPA (IM)	Dexmedetomidina (3-10 mcg/kg) + tramadol (2-4 mg/kg) ou metadona (0,2-0,3 mg/kg) ou buprenorfina (0,02-0,04 mg/kg)
Indução (IV)	Propofol (2-5 mg/kg)
Manutenção	Isoflurano ou sevoflurano
Indicação	Animais jovens, hígidos e agitados
Observação	A escolha do opioide dependerá da intensidade da dor sentida pelo paciente em decorrência de suas comorbidades e do procedimento cirúrgico.
	Técnica 3
MPA (IM)	Acepromazina (0,03-0,1 mg/kg) + tramadol (2-4 mg/kg) ou metadona (0,2-0,3 mg/kg) ou buprenorfina (0,02-0,04 mg/kg)
Indução (IV)	Cetamina (2-5 mg/kg) + midazolam (0,1-0,4 mg/kg) ou diazepam (0,5-1 mg/kg)
Manutenção	Isoflurano ou sevoflurano
Indicação	Pode ser empregada em variados procedimentos, incluindo ASA III
Observação	Em alguns casos a recuperação pode ser agitada. Utilizar fenotiazínico ou agonistas alfa-2 adrenérgicos
	Técnica 4
MPA (IM)	Dexmedetomidina (3-10 mcg/kg) + cetamina (3-5 mg/kg) + ou tramadol (2-4 mg/kg) ou metadona (0,2-0,3 mg/kg) ou buprenorfina (0,02-0,04 mg/kg)
Indução (IV)	Propofol (2-5 mg/kg)
Manutenção	Isoflurano ou sevoflurano
Indicação	Animais saudáveis de difícil manipulação ou agressivos
	Técnica 5
MPA (IM)	Cetamina (3-5 mg/kg) + midazolam (0,4-0,5 mg/kg)
Indução (IV)	–
Manutenção	Isoflurano ou sevoflurano na máscara
Indicação	Animais saudáveis de difícil manipulação ou agressivos

continua

Protocolos anestésicos utilizados em felinos no Serviço de Anestesiologia do Hospital Veterinário da Faculdade de Medicina Veterinária da Universidade de São Paulo (*continuação*)

Técnica 6	
MPA (IM)	Acepromazina + tramadol (2-4 mg/kg) + cetamina (3 mg/kg) + midazolam (0,3 mg/kg)
Indução (IV)	Propofol (2-5 mg/kg)
Manutenção	Isoflurano ou sevoflurano
Categoria de risco III	
Técnica 7	
MPA (IM)	Tramadol (2-4 mg/kg) ou metadona (0,2-0,3 mg/kg) ou buprenorfina (0,02-0,04 mg/kg)
Indução (IV)	Propofol (2-5 mg/kg), podendo ou não associar fentanil (2-3 mcg/kg) ou remifentanil (2 mcg/kg)
Manutenção	Isoflurano ou sevoflurano
Indicação	Animais que não apresentem cardiopatia importante ou instabilidade hemodinâmica grave.
Observação	Animais extremamente prostrados devem ser induzidos através da máscara, sendo o sevoflurano a melhor opção.
Técnica 8	
MPA (IM)	Tramadol (2-4 mg/kg) ou metadona (0,2-0,3 mg/kg) ou buprenorfina (0,02-0,04 mg/kg)
Indução (IV)	Etomidato (0,5-1 mg/kg) e fentanil (2-5 μg/kg)
Manutenção	Isoflurano ou sevoflurano
Indicação	Muito segura para categoria de risco III e eventualmente pode ser utilizada na categoria de risco IV. Técnica de eleição em animais cardiopatas e politraumatizados.
Categoria de risco IV	
Técnica 9	
MPA (IM)	Tramadol (2-4 mg/kg) ou metadona (0,2-0,3 mg/kg) ou buprenorfina (0,02-0,04 mg/kg)
Indução (IV)	Etomidato (0,5 mg/kg) + fentanil (2-3 mcg/kg) ou midazolam (0,4-0,5 mg/kg) Isoflurano ou sevoflurano na máscara
Manutenção	Isoflurano ou sevoflurano
Observação	Animais extremamente prostrados devem ser induzidos através da máscara, sendo o sevoflurano a melhor opção.
Técnicas de bloqueios locais ou infusões contínuas podem ser associadas às técnicas listadas, promovendo uma anestesia balanceada e com bom grau de analgesia. Veja os respectivos capítulos para mais informações.	

IM: intramuscular; IV: intravenoso.

REFERÊNCIAS

1. Grubb T, Sager J, Gaynor JS, Montgomery E, Parker JA, Shafford H, Tearney C. 2020 AAHA anesthesia and monitoring guidelines for dogs and cats. J Am Anim Hosp Assoc. 2020;56(2):59-82.
2. Fantoni DT, Cortopassi SRG. Anestesia em cães e gatos. 2. ed. São Paulo: Roca; 2010.

8

Equipamentos e monitores anestésicos

Denise Tabacchi Fantoni
Marina Juliani Baumhak

EQUIPAMENTOS

Antes de iniciar qualquer procedimento ambulatorial ou cirúrgico, é necessário garantir o funcionamento e as boas condições de todos os equipamentos a serem utilizados.

O aparelho de anestesia, pareado com o circuito de ventilação, tem a função de fornecer O_2 e agentes inalatórios ao paciente, assim como remover o CO_2 e permitir a ventilação mecânica. Durante o procedimento anestésico, seu mau funcionamento afeta diretamente a função ventilatória. Assim, o aparelho deve ter fácil mobilidade, controles e medidores visíveis e deve estar conectado à rede hospitalar ou ao cilindro de gases (alocados em local apropriado e em área externa) por mangueiras identificadas por cor. Compõem o circuito:

- **Manômetro:** indica a pressão do interior do cilindro ou rede.
- **Válvulas reguladoras de pressão:** dispositivo responsável pela redução e pelo controle da pressão do gás. Impedem a sobrecarga no circuito e a ruptura de válvulas e conexões.
- **Sistema de distribuição de gases:** tubos, conexões, uniões, válvulas e conectores.
- **Fluxômetros:** indicam o fluxo de determinado gás.
- **Válvula *pop-off*:** permite o alívio da pressão excessiva no circuito, impedindo o barotrauma alveolar.
- **Balão reservatório:** armazena os gases excedentes do circuito.

- **Vaporizador:** transforma o anestésico líquido em vapor. O fluxo de oxigênio passa pelo vaporizador, carregando o anestésico volátil em concentrações adequadas.

Os vaporizadores podem ser classificados em:

- **Calibrados para determinado agente:** é possível determinar a concentração exata do anestésico volátil. Também compensam alterações de fluxo, temperatura e pressão.
- **Universais não calibrados:** sua regulagem é realizada pela visualização da quantidade de bolhas que passam pelo líquido. Não compensam alterações de fluxo, pressão e temperatura. São menos seguros que os calibrados, uma vez que não é possível determinar a concentração do agente inalatório.
- **Sistemas respiratórios:** tubos, conexões, válvula e balão. Fazem a conexão entre os dispositivos que fornecem os gases frescos e o paciente.[2] Podem ser:
  - **Sem reinalação:** não possuem válvulas unidirecionais e absorvedores de CO_2. Dependem de um fluxo alto de gases frescos para eliminar o CO_2 do circuito. Não são utilizados em pacientes mais pesados que 5 kg pelo desperdício de gases, que torna o sistema oneroso. Recomenda-se fluxo de 130 a 300 mL/kg/min para prevenir a reinalação de CO_2. Como vantagens, oferecem menor resistência à respiração e menor espaço morto, e como desvantagem a possível reinalação de CO_2 e, assim, hipercapnia.
- **Com reinalação:** apresentam válvulas unidirecionais que garantem o fluxo de gás oxigênio para o paciente e CO_2 expirado para o absorvedor, como a cal sodada. Esta absorve CO_2, umidifica e aquece a mistura que será reinalada pelo paciente. Conforme os grãos de cal sodada reagem com o CO_2, tornam-se arroxeados. Por ter reinalação, esse circuito permite economia de anestésico, menor poluição ambiental e proteção das vias aéreas por fornecimento de gases úmidos e aquecidos. O fluxo de gases frescos determina se a reinalação é total (fluxo baixo 14 mL/kg/min), parcial (20 mL/kg/min) ou mínima (maior que 200 mL/kg/min). Os valores de fluxo de gases frescos a serem empregados variam consideravelmente, não havendo um consenso na literatura. O ideal é que a adequação do fluxo empregado seja confirmada mediante avaliação do CO_2 inspirado, que deve ser zero.

São exemplos de circuitos sem reinalação os sistemas Mapleson. Alguns deles são descritos a seguir:

- **Mapleson A:** usado em pacientes em ventilação espontânea, exige alto fluxo de gás fresco para evitar a reinalação. É composto por uma entrada de gases frescos próxima a um balão reservatório, um tubo conector e uma válvula limitadora de pressão (Figura 1).
- **Mapleson F:** tem a entrada do fluxo de gases frescos próximo ao paciente; pode ser utilizado na ventilação manual, não possui válvula e oferece baixa resistência à respiração (Figura 2). É o tipo de sistema normalmente empregado na rotina do serviço de anestesia.

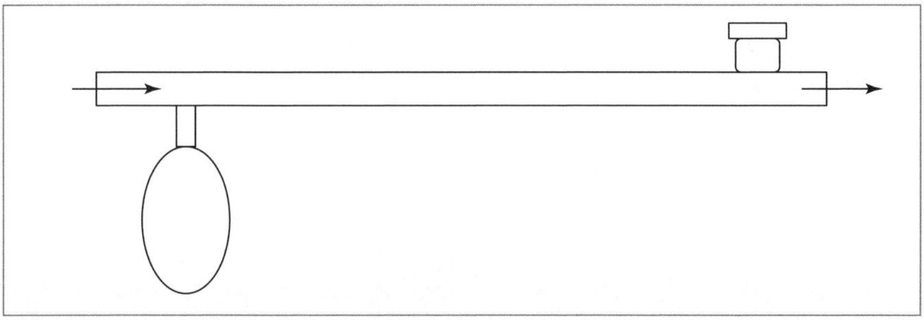

FIGURA 1 Circuito de Mapleson tipo A.

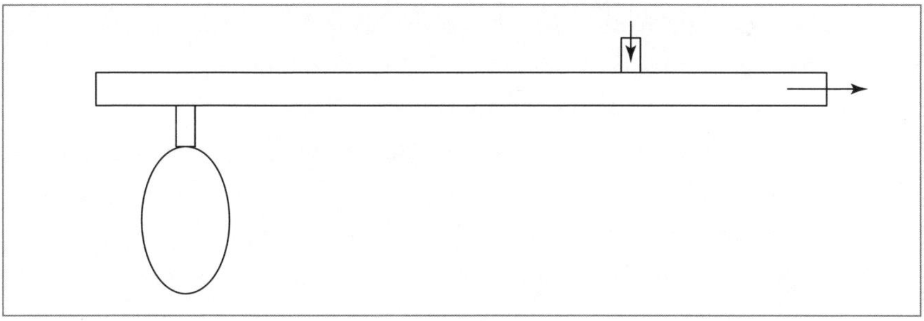

FIGURA 2 Circuito de Mapleson tipo F.

MONITORAÇÃO ANESTÉSICA

A monitoração consiste no acompanhamento dos parâmetros vitais do paciente e visa à detecção de alterações nas funções fisiológicas. Ao identificá-las precocemente, institui-se a intervenção necessária, diminuindo o risco de complicações graves ou fatais, tornando a anestesia mais segura. Deve ser utilizada em todo o período perioperatório.

Para a correta monitoração, é necessário que o profissional conheça a ação e a toxicidade dos fármacos utilizados, o padrão de normalidade da espécie e os parâmetros basais daquele paciente, assim como comorbidades e medicações de uso contínuo que possam alterar os efeitos dos anestésicos ou predispor a complicações. Utilizam-se como instrumentos de monitoração a avaliação cautelosa do anestesista e os monitores multiparamétricos.

Os objetivos da monitoração anestésica incluem garantir adequadas função circulatória, oxigenação, ventilação, temperatura, grau de depressão do sistema nervoso central (SNC) e, ainda, uma recuperação anestésica segura e confortável. Uma ficha anestésica deve ser preenchida a cada 5 a 10 minutos, para registro legal do paciente e para melhor reconhecimento de alterações e tendências a complicações.

PROFUNDIDADE DA ANESTESIA

Deve ser monitorada para manutenção de plano adequado para o procedimento cirúrgico (com imobilidade, hipnose e analgesia) e para evitar as complicações inerentes aos planos profundos (hipoventilação, hipoxemia, hipotensão, recuperação prolongada, entre outros).

É determinada pela concentração de anestésico no sistema nervoso e pelo nível de estímulo cirúrgico e ambiental. Pode ser acentuada por outros fatores depressores do SNC, como hipotermia e hipotensão.

Na década de 1920, Guedel foi pioneiro ao descrever os planos de anestesia utilizando o éter e estabelecendo uma classificação em quatro estágios distintos. É baseado em alterações progressivas de padrão respiratório, tônus muscular, reflexos palpebral, interdigital, corneal e pupilar e rotação ocular. As alterações são descritas na Tabela 1.

Na anestesia dissociativa, com uso de cetamina ou tiletamina em altas doses, em associação com outros agentes, o estado de anestesia ocorre por dissociação entre os sistemas límbico e talâmico, caracterizado pela interrupção da transmissão entre partes cerebrais conscientes e inconscientes, em vez de depressão de todo o cérebro. Por essa razão, estão mais presentes os reflexos protetores, como lacrimejamento e reflexo palpebral, e pode ou não haver rotação ocular. A presença desses reflexos não implica plano de anestesia inadequado.

TABELA 1 Alterações visualizadas em cada estágio e plano anestésico segundo os estágios de anestesia de Guedel

Estágio I	Paciente acordado, estágio de excitação voluntária. Ocorre a partir do estado de alerta até a perda da consciência.
Estágio II	Estágio de delírio e excitação involuntários. Ocorre a inibição dos centros inibitórios antes da inibição dos centros excitatórios. Ocorrem tosse, micção, defecação, vocalização, incoordenação motora e êmese. O animal perde a consciência. Deve ser coibido pela MPA.
Estágio III	Chamado de estágio cirúrgico, é dividido em 4 planos anestésicos:
1º plano	Respiração regular, rítmica, porém com frequência reduzida e maior amplitude, ausência de movimentos voluntários, miorrelaxamento insuficiente, manutenção dos reflexos protetores (laringotraqueal, palpebral e interdigital), salivação, globo ocular centralizado, nistagmo e midríase, possíveis taquicardia e taquipneia.
2º plano	Adequado para a maioria dos procedimentos. Tem respiração profunda e rítmica; relaxamento muscular intenso, rotação ocular ventromedial, perda dos reflexos laringotraqueal e interdigital (mas reflexo palpebral e corneal presentes), queda de frequência cardíaca e pressão arterial.
3º plano	Considerado plano cirúrgico, ideal para cirurgias torácicas e abdominais; com volume corrente e frequência reduzidos, relaxamento muscular intenso, centralização do globo ocular, perda de reflexo palpebral e corneal discreto, ausência de reflexos interdigitais, bradicardia e hipotensão discretas. Há perda de estímulo nociceptivo.
4º plano	Neste plano, o animal encontra-se com depressão importante de todo o SN. Há perda de todos os reflexos protetores, globo ocular centralizado e pupilas em midríase, apneia, bradicardia e hipotensão.
Estágio IV	Ocorre em sobredose anestésica, com depressão profunda do SNC, colapso vasomotor, hipotermia, midríase não responsiva, bradicardia, hipotensão, parada cardiorrespiratória, choque bulbar e morte.

MPA: medicação pré-anestésica; SNC: sistema nervoso central.

FUNÇÃO CARDIOVASCULAR

Sua monitoração tem como objetivo garantir a adequada perfusão tecidual e a oferta de oxigênio. Diversos parâmetros podem ser monitorados na anestesia:

- **Palpação do pulso arterial:** avalia frequência, ritmo e intensidade do pulso. Pode ser realizada na artéria femoral.[3]
- **Tempo de preenchimento capilar:** realizado após digitopressão em mucosa gengival, por 1 a 2 segundos. Avalia-se também a coloração de mucosas, e é indicativo de adequação do fluxo sanguíneo.[1]
- **Estetoscopia:** consiste na ausculta cardíaca tradicional. Avalia frequência, ritmo e qualidade dos ruídos cardíacos. Sua realização não é possível em alguns procedimentos cirúrgicos em que o acesso aos focos cardíacos é reduzido.
- **Estetoscopia esofágica:** consiste na introdução de aparelho estetoscópio próprio no esôfago, permitindo a ausculta durante todo o procedimento cirúrgico. Avalia frequência, ritmo e qualidade dos ruídos cardíacos.

Os parâmetros de normalidade da frequência cardíaca nas espécies canina e felina, assim como as possíveis causas de bradicardia e taquicardia, encontram-se na Tabela 2.

TABELA 2 Parâmetros de normalidade da frequência cardíaca em cães e gatos, e causas de bradicardia e taquicardia

	Cão	Gato
Frequência normal	80-160 bpm	120-220 bpm
Bradicardia	Alfa-2 agonistas, opioides, aumento de tônus vagal, hipotermia, compensatório à hipertensão, hipóxia	
Taquicardia	Propofol, cetamina, atropina, dor, plano superficial, compensatório à hipotensão, hipóxia, anemia, febre	

- **Eletrocardiograma (ECG):** fornece um traçado eletrocardiográfico (Figura 3) por meio do qual se avalia a atividade elétrica do coração. Promove monitoração em tempo real e detecta alterações como arritmias, isquemias e desequilíbrios eletrolíticos. Pode sofrer interferência do posicionamento dos eletrodos, movimentos respiratórios e uso de bisturi elétrico. Fundamental e imprescindível em qualquer anestesia.
- **Débito urinário:** avalia perfusão renal e, indiretamente, o débito cardíaco. É realizada após sondagem e esvaziamento da vesícula urinária, pelo acompanhamento da produção urinária ao longo do procedimento. Deve ser de, no mínimo, 0,5 ml/kg/h.
- **Pressão arterial (PA):** definida como a pressão hidrostática da artéria comparada à pressão atmosférica. É produto do débito cardíaco e da

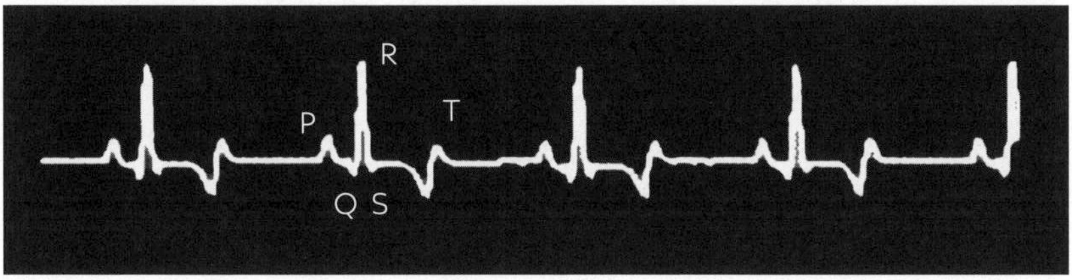

FIGURA 3 Eletrocardiograma em paciente canino, onde P representa a despolarização dos átrios, QRS representa a despolarização dos ventrículos e T representa a repolarização dos ventrículos.
Fonte: arquivo pessoal das autoras.

resistência vascular periférica, e é afetada por frequência cardíaca, contratilidade, pré e pós-carga. A pressão arterial sistólica (PAS) corresponde a contração ventricular e ejeção sanguínea; é a pressão máxima. A pressão arterial diastólica (PAD) é a pressão mínima, no momento de diástole dos ventrículos. A pressão arterial média (PAM) é calculada pelos valores: PAM = PAD +1/3 (PAS-PAD). Em cães e gatos, os valores de normalidade se aproximam de: PAS 100-160 mmHg, PAD 60-100 mmHg, PAM 65-120 mmHg.[4]

- **Métodos não invasivos de mensuração da PA:**
  - **Doppler vascular:** posiciona-se um sensor Doppler vascular na artéria periférica palmar ou dorsal podal, de maneira a ouvir o pulso arterial. Infla-se um manguito até que a oclusão arterial ocorra e o som não possa mais ser detectado. Então se libera o ar do manguito lentamente até que o som retorne, acompanhando o ponteiro do esfigmomanômetro. A pressão indicada pelo ponteiro no momento do retorno do pulso corresponde à PAS (Figura 4). Indicado para pacientes estáveis e submetidos a cirurgias que não cursam com risco de promover instabilidade hemodinâmica importante. Menos de 10% dos anestesistas veterinários diplomados tanto nos Estados Unidos quanto na Europa empregam o Doppler para mensuração da pressão arterial. Em cães com peso inferior a 5 kg, quando comparado à mensuração invasiva, a concordância entre as medidas é extremamente baixa, o que demonstra que se deve ter cautela ao empregar esse equipamento em pacientes de risco para guiar medidas terapêuticas.[5]

- **Oscilometria:** o dispositivo infla e desinfla o manguito automaticamente e detecta PAS, PAD e PAM. É prático na rotina clínica, mas devem ser empregados os equipamentos mais modernos, que possuem tecnologia da oscilometria por alta definição. Quando esses equipamentos são empregados, nos estudos realizados em cães anestesiados, a concordância com a pressão arterial invasiva (PAI) é superior ao Doppler. Recomenda-se que se realizem três mensurações seriadas, seguidas do cálculo da média entre elas. Tanto ao empregar o Doppler quanto o método oscilométrico, o manguito deve ter largura compatível com aproximadamente 40% da circunferência do membro, já que manguitos muito apertados ou muito largos poderão superestimar ou subestimar o valor real da PA.[6]

- **Métodos invasivos:**
  - **Cateterização de artéria periférica:** indicada em procedimentos cirúrgicos longos ou cruentos em pacientes graves ou procedimentos que promovem instabilidade hemodinâmica. Em ordem decrescente, as artérias mais adequadas, pois conferem maior acurácia para a cateterização, seriam: caudal, podal dorsal, palmar superficial e auricular nos cães e podal em gatos.[7] A caudal é menos empregada na rotina, pois é sujeita a maior contaminação. Pode-se

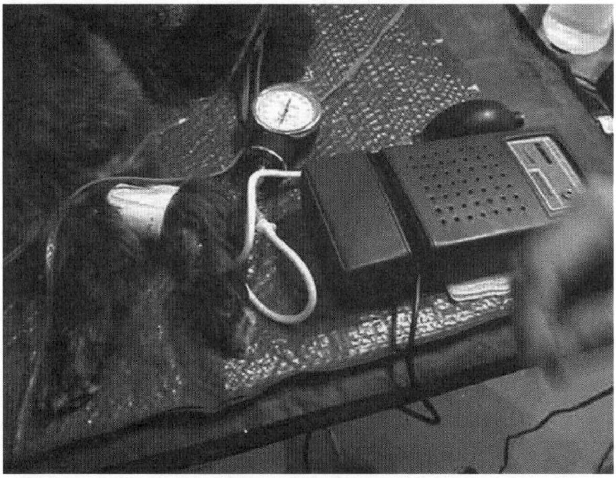

FIGURA 4 Animal com manguito posicionado em membro posterior, para mensuração da pressão arterial não invasiva com Doppler.
Fonte: arquivo pessoal das autoras.

cateterizar por via percutânea (Figura 5) ou por dissecação em casos de pacientes extremamente debilitados. O cateter arterial é conectado por um extensor preenchido por solução heparinizada a um manômetro aneroide (Figura 6), que mostra a PAM, ou um transdutor de PA do monitor multiparamétrico, que transforma o estímulo mecânico em elétrico e avalia PAS, PAM e PAD, além de promover ondas de pressão (Figura 7). O transdutor, ou a coluna

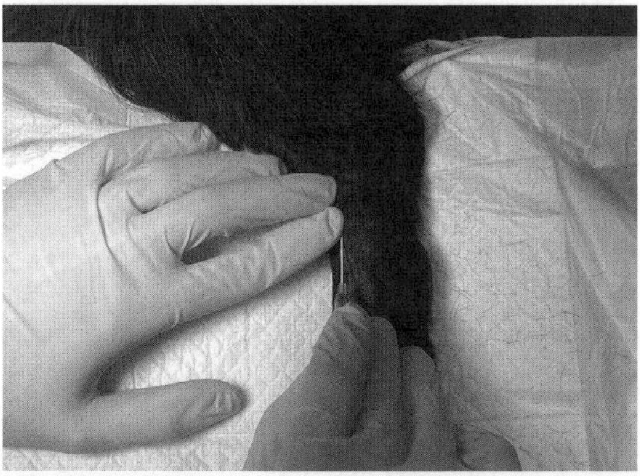

FIGURA 5 Palpação da artéria podal em membro pélvico esquerdo com a ponta de dois dedos para inserção do cateter.
Fonte: arquivo pessoal das autoras.

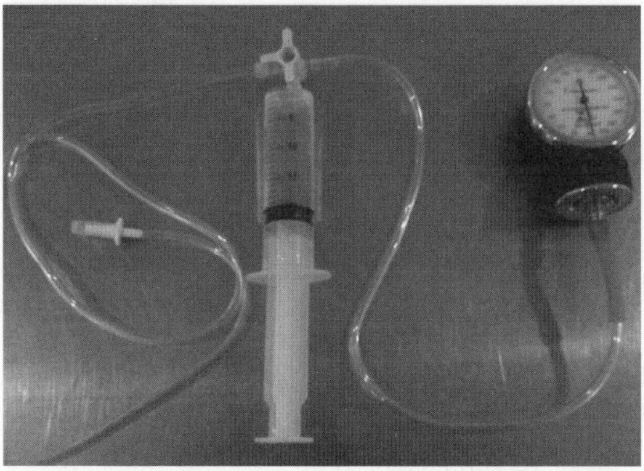

FIGURA 6 Circuito de mensuração da pressão arterial média invasivo, com seringa, torneira de três vias, extensor repleto de ar, extensor repleto de solução heparinizada e manômetro.
Fonte: arquivo pessoal das autoras.

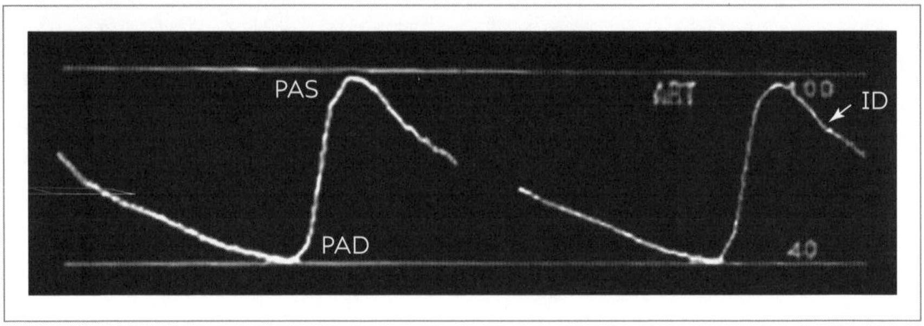

FIGURA 7 Onda de pressão arterial, onde ID é a incisura dicrótica, que representa o momento de fechamento da válvula aórtica.
Fonte: arquivo pessoal das autoras.

de transição solução heparinizada-ar, devem ser posicionados na altura do átrio direito para correta mensuração. Se posicionado mais abaixo, a pressão é superestimada e, se posicionado acima, a pressão é subestimada. Apresenta como vantagem a mensuração contínua da PA, possibilitando a rápida tomada de decisões. Atualmente os monitores mais sofisticados oferecem também a possibilidade de mensuração da variação da pressão de pulso (VPP) por meio da curva de PAI. A VPP é um índice de fluidorresponsividade que permite avaliar com precisão se o paciente na vigência de hipotensão se beneficiará ou não de fluidos. A nota de corte para o cão é de 17, ou seja, valores acima de 17 em pacientes com hipotensão arterial (PAM < 65 mmHg) indicam que a fluidoterapia será exitosa em aumentar o débito cardíaco.[8]

FUNÇÃO RESPIRATÓRIA

Na anestesia, pode ser avaliada mediante a mensuração da frequência respiratória, e avaliação da oxigenação e ventilação.

- **Frequência respiratória:** pode ser obtida por meio da contagem dos movimentos da caixa torácica, movimentos do balão respiratório, curva de capnografia ou movimento do respirador mecânico, em caso de respiração mecânica. Pode ser alterada pela profundidade anestésica, que pode modificar não apenas a frequência respiratória, mas também o volume corrente.
- **Padrões respiratórios:** ver Tabela 3.

TABELA 3 Padrões respiratórios

Eupneia	Respiração normal, silenciosa e sem esforço
Dispneia	Respiração dificultosa
Taquipneia	Frequência respiratória aumentada
Bradipneia	Frequência respiratória diminuída
Apneia	Interrupção momentânea da respiração
Hiperpneia	Respiração rápida e/ou profunda
Respiração apnêustica	Fase inspiratória prolongada seguida de expiração abrupta

- **Ventilação:**
  - **Hemogasometria:** por meio da avaliação dos gases em sangue arterial, obtém-se a pressão parcial de dióxido de carbono ($PaCO_2$), que corresponde à quantidade de CO_2 diluída no plasma sanguíneo. O valor normal em sangue arterial é em torno de 31 a 43 mmHg no cão e 25 a 36 mmHg no gato.[9]
  - **Capnografia:** método não invasivo que mensura o CO_2 ao final da expiração ($ETCO_2$). Gera um número em mmHg (capnometria) e uma curva característica (capnografia) (Figuras 8 e 9). Há dois tipos de monitores: um no qual o sensor é conectado próximo à sonda endotraqueal (*mainstream*) e outro em que, através de um extensor, o ar é aspirado até o sensor capnógrafo (*sidestream*) (Figura 10). Deve-se prestar atenção ao tipo de capnógrafo e aos conectores e sensores empregados, pois os valores obtidos podem não ser exatos em decorrência de erros desencadeados por excessivo espaço morto. Os valores de $ETCO_2$ para cães e gatos são próximos de 30 a 40 mmHg. Se aumentado, há hipercapnia, gerada por hipoventilação, plano profundo de anestesia, obstrução de vias aéreas, reinalação de CO_2, entre outros fatores. Se diminuído, constata-se hipocapnia, podendo indicar hiperventilação, superficialização, hipotermia e hipotensão. Fornece a curva de capnografia.
- **Oxigenação:**
  - **Coloração das mucosas:** método pouco sensível, uma vez que a cianose aparece tardiamente em casos de hipóxia e é influenciada por outros fatores, como a anemia. Para visualizar cianose, é necessário SaO_2 entre 75 e 80% e PaO_2 entre 45 e 50 mmHg.

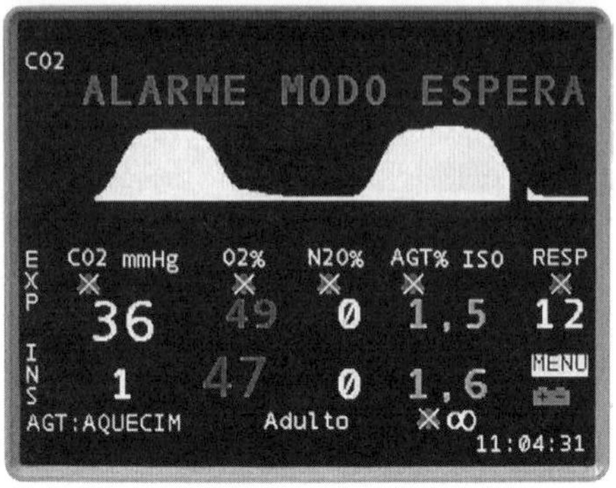

FIGURA 8 Monitor analisador de gases com parâmetros $ETCO_2$, FiO_2, isoflurano inspirado e expirado.
Fonte: arquivo pessoal das autoras.

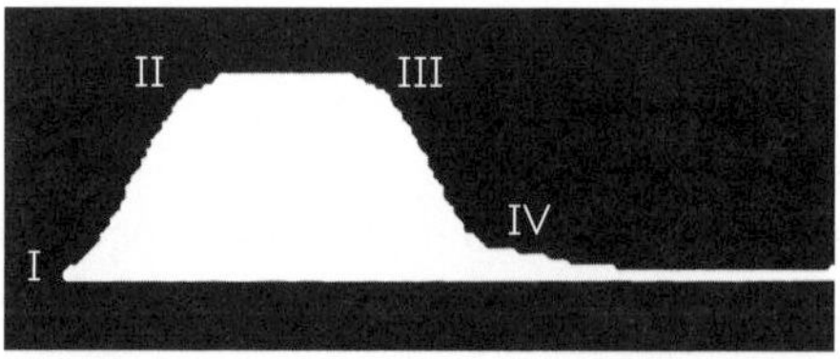

FIGURA 9 Curva de capnografia, em que I-II: início da expiração; II-III: platô da expiração; III-IV: inspiração.
Fonte: arquivo pessoal das autoras.

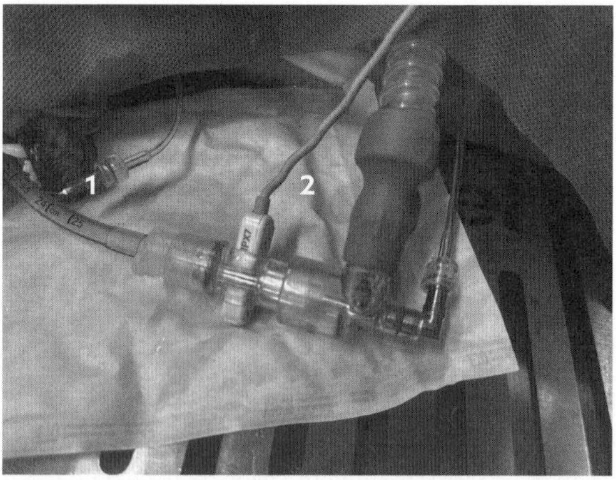

FIGURA 10 Possíveis posicionamentos do capnógrafo, sendo: 1. *sidestream* inserido com agulha, próximo à sonda; 2. *mainstream*; 3 *sidestream*, localizado no "Y".
Fonte: arquivo pessoal das autoras.

- **Hemogasometria:** fornece pressão parcial de oxigênio (PaO_2). Método invasivo padrão-ouro, que de forma semelhante à $PaCO_2$ necessita de amostra de sangue arterial. O valor normal no paciente respirando 21% de oxigênio é próximo de 80 a 103 mmHg no cão e 106 a 118 mmHg no gato. Hipoxemia leve geralmente é caracterizada por PaO_2 < 80 mmHg, e hipoxemia severa PaO_2 < 60 mmHg. Durante a anestesia, em que se emprega o fluxo de gases frescos com uma mistura enriquecida de oxigênio (ideal FiO_2 de 40-60%) ou de oxigênio a 100% (pode causar atelectasias), a quantidade de oxigênio dissolvida no plasma será maior e, portanto, o valor da PaO_2 também. Nessas circunstâncias, em geral se emprega a avaliação da relação PaO_2/FiO_2, considerando-se o ideal valores acima de 300. Por exemplo, um animal com PaO_2 de 150 mmHg e FiO_2 de 0,7 está hipoxigenando, pois sua relação PaO_2/FiO_2 é de 214, valor considerado inadequado.[9]
- **Oximetria de pulso:** método indireto de avaliação da função respiratória, avalia a porcentagem de hemoglobina saturada de oxigênio no sangue arterial por meio da absorbância luminosa. Fornece também curva pletismográfica e frequência de pulso (Figura 11). A mensuração pode ser realizada em regiões de pouca pigmentação, como língua, vulva, mamas, prepúcio e orelhas.

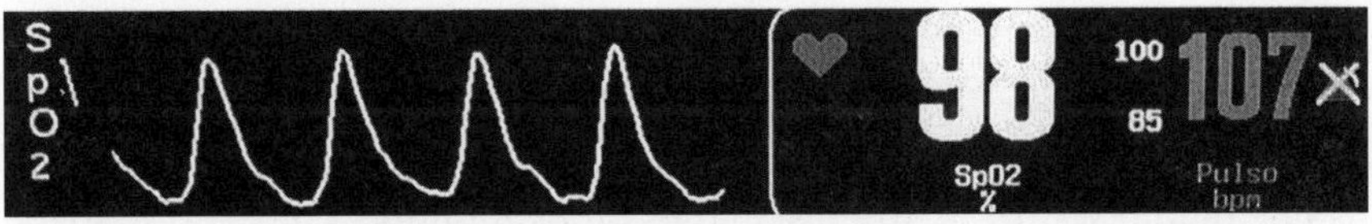

FIGURA 11 Curva pletismográfica, SpO_2 e frequência de pulso em bpm.
Fonte: arquivo pessoal das autoras.

TEMPERATURA

Monitorada através de termômetro retal a intervalos regulares, ou de termômetro esofágico, que fornece mensuração constante. A hipotermia é uma complicação comum no período transanestésico, pelas baixas temperaturas do centro cirúrgico, abertura e lavagem de cavidades e alteração de mecanismos termostáticos hipotalâmicos. Sua ocorrência reduz o requerimento do anestésico inalatório, causa imunossupressão, recuperação pós-anestésica prolongada, diminui o metabolismo, dificulta a coagulação e atrasa a cicatrização.[10] O aquecimento artificial deve ser realizado, com o uso de colchão térmico, bolsa de água quente, cobertores e, preferencialmente, a manta de aquecimento por ar forçado. A hipertermia pode estar associada a mecanismos patológicos e é prejudicial ao organismo por alterar a função enzimática.

Temperaturas normais do cão e do gato:

- Cão: 37,5 °C a 39,2 °C.
- Gato: 37,8 °C a 39,2 °C.

Fichas anestésicas

As fichas anestésicas devem conter registro dos parâmetros vitais do paciente a cada 5 a 10 minutos, além do protocolo anestésico com doses, fármacos, vias, efeito observado, analgésicos e antibióticos empregados, complicações, fluidoterapia e drogas de emergência utilizadas. O registro anestésico, além de aumentar a segurança do paciente durante o procedimento, é um resguardo legal para o profissional anestesista. Na Tabela 4, é apresentado um exemplo de ficha anestésica utilizada na rotina do Hospital Veterinário da Faculdade de Medicina e Zootecnia da Universidade de São Paulo (Hovet-FMVZ USP).

Outros monitores são utilizados em nosso serviço para aumentar a segurança do ato, mas não são de uso rotineiro. Como exemplo, podem-se citar os monitores que avaliam o grau de bloqueio neuromuscular ocasionado pelo uso de bloqueadores neuromusculares, ou os monitores de profundidade anestésica como o índice bispectral (BIS) e o ecocardiograma transesofágico, empregado em cirurgias cardíacas e em pacientes hemodinamicamente instáveis.

TABELA 4 Ficha anestésica – Universidade de São Paulo – Serviço de Anestesia

Anestesista:
Cirurgião:
Auxiliares:
Diagnóstico:
Cirurgia:

Peso: FC:
T°C
FR: TPC:
Mucosas:
Hidratação:
Qualidade do pulso:

Auscultação:
Cardíaca:
Pulmonar:
ASA:
Anestesias prévias:

Exames (Data do exame: / /)
HT: HB: HE: Leuco Plaq:
PT: ALB: ALT: FA: GGT: AST:
U: CR: Na+: K+: Ca+: Cl:
ECG:
ECO:

Comorbidades:
Obs.:

continua

TABELA 4 Ficha anestésica – Universidade de São Paulo – Serviço de Anestesia (*continuação*)

MPA (dose): ____ Via: ____ Hora: ____
Indução (dose): ____ Via: ____ Hora: ____
Manutenção: ____ Início: ____ Término: ____
Técnica de anestesia local: ____
Fármacos: ____
Diluição: ____
Sonda Nº ____ Circuito: ____
Posição do paciente: ○ Dorsal ○ External ○ Lateral E ○ Lateral D.

Fármacos de emergência	
Atropina (0,02-0,04 mg/kg): ____ mL	Lidocaína (2-4 mg/kg): ____ mL
Adrenalina (0,01-0,1 mg/kg): ____ mL	Efedrina (0,1-0,5 mg/kg): ____ mL
Fluidoterapia: ○ RL ○ NaCl ○ RS ○ Glicose 5%	Fentanil (2-5 mcg/kg): ____ mL
____ × ____ / 3.600 × ____ = ____	Desafio hídrico:
kg mL/kg/h hora → seg gotas/mL* gotas/seg	____ × ____ / 900 × ____ = ____
*Macrogotas: 20 gotas/mL ou microgotas: 60 gotas/mL	kg mL/kg/15 min 5 min → seg gotas/mL* gotas/seg
	*Macrogotas: 20 gotas/mL ou microgotas: 60 gotas/mL

Balanço hídrico (entradas total – perdas total) = ____

Entradas total: ____	Perdas total: ____
Fluido (mL) ____	Sanguínea (mL) ____
Hemocomponentes (mL) ____	Diurese (mL) ____
Heparinizada (mL) ____	Drenos (mL) ____
Infusão contínua (mL) ____	

Fármacos em infusão contínua (doses)		
Fentanil (0,1-0,6 mcg/kg/min)	Remifentanil (0,1-0,6 mcg/kg/min)	Noradrenalina (0,03-1 mcg/kg/min)
Efedrina (20-70 mcg/kg/min)	Dopamina (5-15 mcg/kg/min)	Dobutamina (5-20 mcg/kg/min)

continua

TABELA 4 Ficha anestésica – Universidade de São Paulo – Serviço de Anestesia (*continuação*)

Monitorização:
○ ECG ○ Oximetria de pulso ○ Analisador de gases ○ Capnografia Temperatura: ○ Esofágica ○ Retal ○ Δpp
Pressão arterial: ○ Doppler ○ Oscilométrico ○ Invasiva Local:__________

Início da anestesia	Início cirurgia	Fim cirurgia	Fim anestesia	Duração	Extubação

	Hora																																		
	Min.																																		
	Fluid.																																		
CRI fármaco e dose																																			
FC	190_																																		
*	180_																																		
	170_																																		
FR	160_																																		
Esp	150_																																		
o	140_																																		
Contr	130_																																		
•	120_																																		
	110_																																		
PA	100_																																		
PAS	90_																																		
^	80_																																		
PAM	70_																																		
	60_																																		
PAD	50_																																		
v	40_																																		
	30_																																		

continua

TABELA 4 Ficha anestésica – Universidade de São Paulo – Serviço de Anestesia (*continuação*)

SpO_2	20_																																		
Δ	10_																																		
AG %	Ins.																																		
	Ex.																																		
$EtCO_2$																																			
FiO_2																																			
Volume ins.																																			
Pins.																																			
PEEP																																			
Δpp																																			
Temperatura																																			
Modalidade Vent.	VCM																																		
	PCM																																		
	SIMV																																		
	ESP																																		
Eventos																																			

Eventos: ____

____

____

____

Analgesia pós-operatória (dose, via) hora: ______________________________

Fármaco: ______________________ Fármaco: ______________________

Fonte: arquivo pessoal das autoras.

REFERÊNCIAS

1. Grubb T, Sager J, Gaynor JS, Montgomery E, Parker JA, Shafford H, Tearney C. 2020 AAHA Anesthesia and monitoring guidelines for dogs and cats. J Am Anim Hosp Assoc. 2020;56(2);59-82.
2. Mosley CA. Anesthesia equipment. In: Tranquilli WJ, Thurmon JC, Grimm KA, eds. Lumb and Jones' veterinary anesthesia and analgesia. USA: Wiley Blackwell; 2015. p.23-85.
3. ACVA Monitoring Guidelines. Recommendations for monitoring anesthetized veterinary patients. Javma. 2009;206(7).
4. Haskings SC. Monitoring anesthetized patients. In: Tranquilli WJ, Thurmon JC, Grimm KA, eds. Lumb and Jones' veterinary anesthesia and analgesia. USA: Wiley Blackwell; 2015. p.86-113.
5. Moll X, Aguilar A, García F, Ferrer R, Andaluz A. Validity and reliability of Doppler ultrasonography and direct arterial blood pressure measurements in anaesthetized dogs weighing less than 5 kg. Vet Anaesth Analg. 2018;45(2):135-44.
6. da Cunha AF, Ramos SJ, Domingues M, Beaufrère H, Shelby A, Stout R, Acierno MJ. Agreement between two oscillometric blood pressure technologies and invasively measured arterial pressure in the dog. Vet Anaesth Analg. 2016;43(2):199-203.
7. da Cunha AF, Ramos SJ, Domingues M, Shelby A, Beaufrère H, Stout R, Acierno MJ. Validation of noninvasive blood pressure equipment: which peripheral artery is best for comparison studies in dogs? Vet Anaesth Analg. 2017;44(5):1068-75.
8. Fantoni DT, Ida KK, Gimenes AM, Mantovani MM, Castro JR, Patrício GC, Otsuki DA. Pulse pressure variation as a guide for volume expansion in dogs undergoing orthopedic surgery. Vet Anesth Analg. 2017;44(4):710-8.
9. Morais CLM, Ambrósio AM, Hemogasometria. In: Ambrósio A, Fantoni D. Ventilação mecânica em medicina veterinária. Santana de Parnaíba: Manole; 2023. p.127-31.
10. Houwink AP, Rijkenberg S, Bosman RJ, van der Voort PH. The association between lactate, mean arterial pressure, central venous oxygen saturation and peripheral temperature and mortality in severe sepsis: a retrospective cohort analysis. Crit Care. 2016;20:1-8.

9

Fluidoterapia

Laura Lima do Val Carneiro Machado

INTRODUÇÃO

A fluidoterapia é um tratamento de suporte cuja meta principal é a correção de desequilíbrios hídricos e eletrolíticos. O uso dessa técnica durante a anestesia visa manter o volume circulatório, bem como o equilíbrio eletrolítico do paciente, para não comprometer a perfusão sistêmica e funções orgânicas. Deve ser individualizada e constantemente reavaliada.

RECOMENDAÇÕES PARA USO INTRAOPERATÓRIO DE FLUIDOS

Vários fluidos podem ser utilizados para a reposição volêmica no período periooperatório. O Ringer lactato é o mais empregado, porém outras soluções mais adequadas, entretanto de maior custo, estão disponíveis no mercado.

- Ringer lactato:
  - Taxa de manutenção:
    - Procedimentos de pequeno porte com baixa expectativa de perda de sangue: 2 a 5 mL/kg/h para cães e 2 a 3 mL/kg/h para gatos, levando em consideração o jejum hídrico e hidratação adequada. Caso esteja desidratado, é necessário quantificar a desidratação (Quadro 1) e ajustar a taxa previamente à realização da anestesia.
    - Procedimentos de grande porte com expectativa de perda sanguínea importante: 5 a 10 mL/kg/h.

QUADRO 1 Quantificação da desidratação

< 5%: sem perda da elasticidade, anamnese de perda de fluidos ou não ingestão de líquidos
5-6% (discreta): perda discreta da elasticidade da pele
7-9% (moderada): perda da elasticidade da pele, discreto prolongamento do TPC, possível discreta enoftalmia, ressecamento de mucosas
10-12% (intensa): elasticidade da pele bem comprometida, evidente aumento do TPC, enoftalmia, mucosas ressecadas, possíveis sintomas de choque
13-15% (grave): manifestações definidas de choque (taquicardia pulso rápido e filiforme, extremidades frias)

TPC: tempo de preenchimento capilar.
Fonte: adaptado de Autran HM, 2017.[1]

- Reposição de desidratação:
  Cálculo:
  - Volume: % de desidratação × peso × 10.
  - Repor em 6 a 8 horas.
- Tratamento de hipotensão (PAS < 90 mmHg ou PAM < 60 mmHg):
  - Prova de carga de 10 mL/kg em 10 minutos ou 15 mL/kg em 15 minutos em cães e 5 a 10 mL/kg em 15 minutos em gatos. Administração de *bolus* por duas a três vezes não causa hemodiluição excessiva.[2] Idealmente, devem-se considerar parâmetros de fluidorresponsividade como variação da pressão de pulso (VPP) - caso a VPP seja maior que 16%, tratar com fluidoterapia e, se menor que 16%, tratar com vasoativo.
- Reposição de perdas sanguíneas:
  - É necessário quantificar a perda sanguínea pesando gases e compressas e calcular a porcentagem de volemia que o animal perdeu, classificando em perda sanguínea grau I ou II (10-20%) ou choque hemorrágico grau III ou IV (30-40%).[3] Por exemplo: considerando-se que o volume de sangue de um cão é de aproximadamente 8% de seu peso corporal, para um cão de 10 kg, este volume é de 800 ml. Se, durante o procedimento cirúrgico, o animal perdeu 240 ml de sangue, o que equivale neste exemplo a 30%, o animal sem tratamento poderá entrar em choque hemorrágico.
  - A recomendação é que a reposição de perda sanguínea por cristaloide seja feita na relação 1:3, ou seja, se o paciente perdeu 240 mL de sangue, é necessário repor 720 mL de cristaloide. Essa reposição pode

ser realizada em etapas no intuito de evitar a hipervolemia. Assim, pode-se infundir dois terços do volume total de maneira rápida, e o restante apenas se o paciente ainda apresentar sinais de hipovolemia ou de disfunção orgânica compatíveis com a perda de sangue.

- Solução salina hipertônica - NaCl a 7,5%:
  - Tratamento de hipotensão grave advinda de hemorragia ou para redução de edema cerebral. Deve ser empregada apenas se o paciente não apresentar desidratação. A dose é de 4 mL/kg em 5 minutos.

REPOSIÇÃO DE ELETRÓLITOS

- Potássio:
  - Valores normais: de 3,5 a 5,8 mEq/L em cães e de 3,6 a 5,5 mEq/L em gatos.
  - Indicação: hipopotassemia.
  - Apresentação:
    - Solução de cloreto de potássio a 19,1% (1 mL = 2,56 mEq).
  - Cálculo: o cálculo para a reposição de K pode ser realizada seguindo a Tabela 1:
    - Uma vez que 1 mL de KCl a 19,1% tem 2,56 mEq, é possível calcular quantos mL de KCl serão necessários na reposição.

TABELA 1 Valores para cálculo para reposição de potássio

K sérico observado (mEq/L)	mEq de KCl a serem administrados em 250 mL de fluido	Velocidade máxima de infusão da solução (mL/kg/h)
< 2	20	6
2,1-2,5	15	8
2,6-3,0	10	12
3,1-3,5	7	16

Fonte: adaptada de Autran HM, 2017.[1]

- Hiperpotassemia:
  - **Hiperpotassemia leve:** potássio sérico < 6,0 mEq/L sem anormalidades no eletrocardiograma (ECG) geralmente não requer terapia específica.

  - **Hiperpotassemia moderada:** potássio sérico > 6,0 mEq/L sem alterações no ECG também pode prescindir de tratamento. Se o animal apresentar outras alterações como insuficiência renal, o tratamento pode ser iniciado com:
    - 1-2 mEq/kg de bicarbonato de sódio em 15 a 30 minutos.
  - **Hiperpotassemia grave:** potássio sérico > 6,5 mEq/L pode requerer tratamento agressivo a partir do momento em que alterações do ECG são verificadas, como alargamento do QRS e diminuição da amplitude da onda P:
    - 0,7 mL de glicose 50%/kg + 0,14 U insulina regular/kg por via intravenosa em 5 minutos.
    - Ação entre 30 e 60 minutos, com duração de várias horas.
    - Administração de gluconato de cálcio 10% (0,5-1,0 mL/kg em 10 min). Também pode ser necessário quando as alterações eletrocardiográficas se agravam.
- Sódio:
  - Valores normais: de 143 a 149 mEq/L em cães e de 147 a 156 mEq/L em gatos.
  - Indicações: hiponatremia.
  - Cálculo:
    - Dose a ser reposta (mEq/L) = peso (kg) × (nível-alvo de Na – nível atual de Na) × 0,6.
    - Metodologia: o preparo de solução salina hipertônica a 3,5% é realizado da seguinte maneira: retirar 31,2 mL da solução de 250 mL de NaCl 0,9% e repor esse volume com solução de NaCl a 20%.
- Bicarbonato:
  - Valores normais: de 18 a 26 mEq/L em cães e de 14 a 22 mEq/L em gatos.
  - Indicação:
    - Durante a anestesia, primeiro, deve-se ajustar a ventilação do paciente. Caso o paciente apresente acidose metabólica – pH reduzido mesmo com ventilação adequada – é recomendada a reposição de bicarbonato.
    - Se pH < 7,2, bicarbonato < 15 mEq/L e déficit de bases > 10 mEq/L (excesso de base mais negativo que –10).

- Apresentação:
  - Solução de bicarbonato de sódio a 8,4% (1 mL = 1 mEq de bicarbonato).
- Cálculo:
  - Quantidade de $HCO3^-$ (mEq) = 0,3 × peso × ($HCO3^-$ esperado - $HCO3^-$ do paciente) ou
  - Quantidade de $HCO3^-$ (mEq) = 0,3 × peso × excesso de base.
- Metodologia:
  - *Bolus* deve ser realizado em bomba de infusão com um terço do volume total em 30 minutos. Os dois terços restantes devem ser realizados em 6 horas.
  - Diluir em glicofisiológico ou glicose 5%. Nunca diluir ou misturar em soluções que contenham cálcio (Ringer lactato, Ringer simples, epinefrina, insulina regular, meperidina, isoproterenol, metoclopramida, complexos B e C, gluconato de cálcio).
  - Acompanhar com hemogasometria para reavaliação ou recálculo, se necessário.

▪ Cálcio:
- Valores normais: de 1,2 a 1,5 mEq/L em cães e de 1,1 a 1,4 mEq/L em gatos.
- Indicações: hipocalcemia
- Cálculo:
  - 50-150 mg/kg/h IV gluconato de cálcio 10% (Ca 9,3mg/mL) lento para tratamento de bradicardia ou alterações no ECG (diminuição de intervalo QT). Reavaliar em duas horas e manter monitoração de ECG.

▪ Cloro
- Valores normais: de 107 a 115 mEq/L em cães e de 111 a 123 mEq/L em gatos.
- Correção:
  - Cães: Cl corrigido = (Cl da gasometria × 146)/Na + da gasometria.
  - Gatos: Cl corrigido = (Cl da gasometria × 156)/Na + da gasometria.
- Indicações: hipocloremia, geralmente associada à hiponatremia.
- Reposição lenta com solução fisiológica.

CONSIDERAÇÕES FINAIS

É importante ressaltar que a fluidoterapia e a correção dos distúrbios eletrolíticas devem individualizadas e continuamente reavaliada, pois na dependência do paciente e suas comorbidades o tratamento adequado pode levar tempo e requerer ajustes e adaptações.

REFERÊNCIAS

1. Autran HM, DiBartola SP. Advances in fluid, electrolyte, and acid-base disorders. Vet Clin North Am. 2017;47(2).
2. McBride D. Fluid therapy in practice. World Small Animal Veterinary Association Congress Proceedings, World Veterinary Congress Denmark, 2017. Disponível em: https://wsava.org/world-congress/. Acesso em: 5 jun. 2024.
3. Spahn DR, Bouillon B, Cerny V. The European guideline on management of major bleeding and coagulopathy following trauma: fifth edition. Crit Care. 2019;23(98):2-74.

10

Hemoterapia

Geni Cristina Patricio dos Santos
Vitoria Sobrinho Resende

INTRODUÇÃO

O sangue total pode ser dividido em hemocomponentes (Figura 1). A melhor transfusão é aquela realizada com o hemocomponente necessário à deficiência do paciente, evitando a hipervolemia e a infusão de componentes do sangue desnecessários.[1,2]

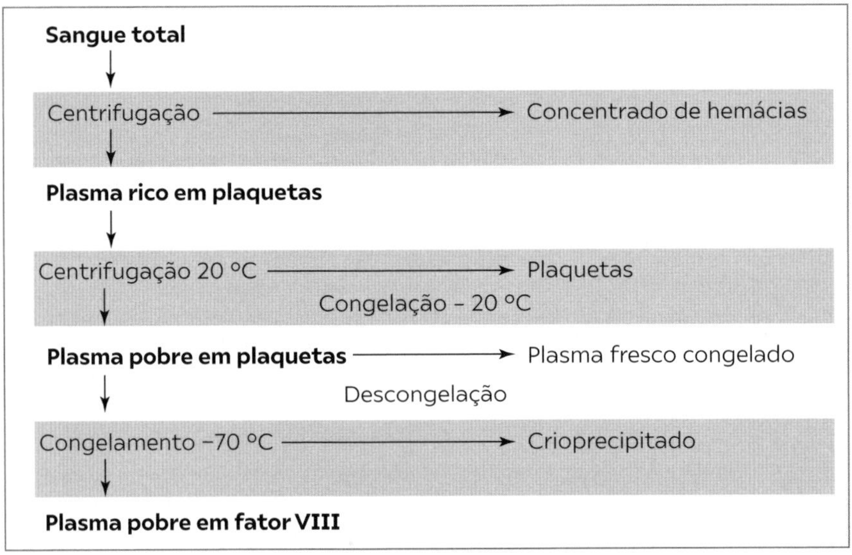

FIGURA 1 Hemocomponente a partir do sangue total.

Fonte: adaptada de Pardo, 2022.[1]

O cão doméstico apresenta sete tipos sanguíneos, e somente os grupos 1 (sendo 1.1 e 1.2) e o 7 provocam rotineiramente reações que representam perigo para a vida do animal. Já os felinos possuem grupos sanguíneos descritos como tipos A, B e AB. O tipo sanguíneo AB é controlado por três alelos, sendo o A dominante sobre o B, e o fenótipo AB é o resultado do terceiro alelo (aa/b ou ab/ab), o que permite a expressão de codominância de A e B.[2,3]

TESTE DE COMPATIBILIDADE

Sempre deve ser realizado o teste maior (hemácias do doador misturadas ao plasma do receptor) e o teste menor (hemácias do receptor misturadas ao plasma do doador) para garantir parcialmente a compatibilidade.

Atenção: mesmo reações compatíveis podem gerar reações transfusionais, por isso o paciente deve ser muito bem avaliado no período peritransfusional.

- Metodologia:
  - Colocar 1,5 mL de sangue em tubo Vacutainer® com EDTA.
  - Volumes menores acarretam maior demora e possível reteste.
  - Caso haja positividade no teste, deve-se refazê-lo com nova colheita de sangue do receptor e aguardar o resultado.
  - Quando da não compatibilidade no caso dos felinos, a tipagem sanguínea é fundamental pela presença natural de aloanticorpos no plasma de gatos tipos A e B. O tipo AB não possui, mas, pelos anticorpos presentes no doador, há risco na transfusão de sangue total.[3,4]

Resumidamente, a transfusão dos gatos pode ser orientada pela Tabela 1.

TABELA 1 Orientação para transfusão de sangue em gatos

	Receptor A	Receptor B	Receptor AB
Doador tipo A	Compatível	Pode levar ao óbito	Possível reação
Doador tipo B	Reação	Compatível	Reação
Doador tipo AB	Reação	Pode levar ao óbito	Compatível

VALORES DE REFERÊNCIA EM CÃES E GATOS (TABELA 2)

TABELA 2 Valores hematológicos e bioquímicos em cães e gatos

Parâmetros	Cães	Gatos
Hemácias (× 10^6/mm³)	5,0-8,0	5,0-10,0
Hematócrito (%)	27-54	25-45
Hemoglobina (g/dL)	12-18	8-17
VCM (fL)	60-77	39-55
HCM (pg)	22-27	12-17
CHCM (%)	31-36	31-36
Leucócitos (10^3/mm³)	6-15	5,5-16,5
Neutrófilos bastonetes	0-300	0-300
Neutrófilos segmentados	3.000-11.800	3.000-13.000
Eosinófilos	0-750	0-1.200
Basófilos	Raros	Raros
Linfócitos	1.500-5.000	1.200-9.000
Monócitos	0-800	0-750
Plaquetas (× 10^3/mm³)	200-500	300-800
Glicose (mg/dL)	70-110	70-100
Ureia (mg/dL)	15-40	30-65
Creatinina (mg/dL)	1-2	1-1,6
Proteína total (g/dL)	5-8	5,5-8,5
Albumina (g/dL)	2,3-3,8	2,7-4,6
Globulina (g/dL)	2,3-5,2	2,1-4,1
ALT (U/L)	10-40	< 75
AST (U/L)	10-50	< 60
FA (U/L)	20-70 (150)	< 100
GGT (U/L)	1-10	0-8
Amilase (U/L)	700-1.500	550-1.458
CK (U/L)	52-369	69-214
Bilirrubina total (mg/dL)	0,1-0,6	0,15-0,2
Bilirrubina direta (mg/dL)	0-0,3	0-0,1
Bilirrubina indireta (mg/dL)	0,1-0,3	0,1-0,2
Colesterol (mg/dL)	125-270	75-250
Triglicérides (mg/dL)	40-169	27-94
Potássio (mEq/L)	3,7-5,5	3,5-5,5
Sódio (mEq/L)	141-153	145-156

continua

TABELA 2 Valores hematológicos e bioquímicos em cães e gatos (*continuação*)

Parâmetros	Cães	Gatos
Cloreto (mEq/L)	105-115	100-123
Cálcio (mEq/L)	8,6-11,2	7-12
Fósforo (mEq/L)	2,2-5,5	4-8

ALT: alanina aminotransferase; AST: aspartato aminotransferase; CHCM: concentração da hemoglobina corpuscular média; CK: creatinoquinase; FA: fosfatase alcalina; GGT: gamaglutamiltransferase; HCM: hemoglobina corpuscular média; VCM: volume corpuscular médio.

Fonte: valores compilados de referências bibliográficas e obtidos no Laboratório Clínico do Departamento de Clínica Médica (VCM) do Hospital Veterinário da Faculdade de Medicina Veterinária e Zootecnia da Universidade de São Paulo (Hovet-FMVZ USP), adaptado para fins de interpretação dos exames laboratoriais na rotina clínica do Hovet-FMVZ USP.

CRITÉRIOS DE TRANSFUSÃO

O disparo do gatilho transfusional de hemácias é recomendado quando há identificação dos seguintes índices, segundo o esquema da Figura 2.

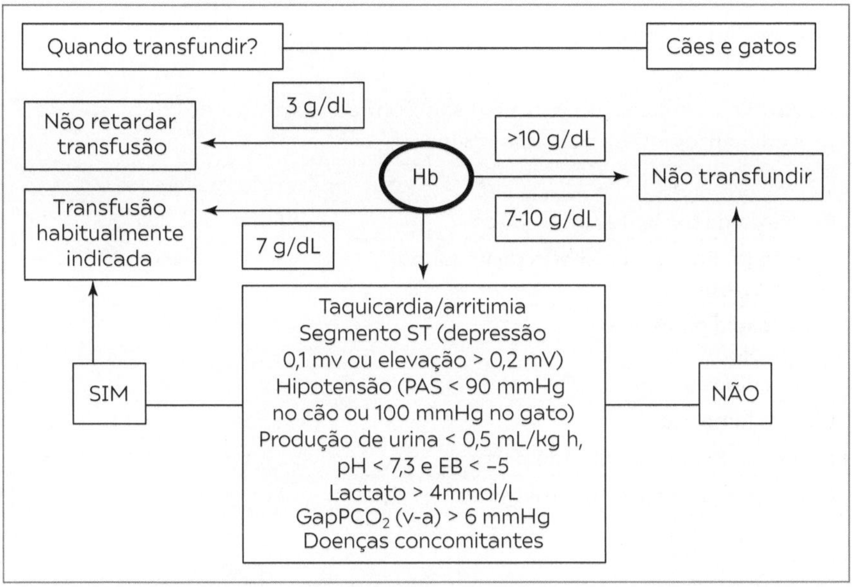

FIGURA 2 Algoritmo da transfusão de hemácias em cães e gatos (Serviço de Anestesia do Hospital Veterinário da Faculdade de Medicina Veterinária e Zootecnia da Universidade de São Paulo). EB: excesso de base; Hb: hemoglobina; PAS: pressão arterial sistólica; $GapPCO_2$: diferença entre a pressão parcial de CO_2 do sangue venoso e do arterial.

Fonte: adaptada de Fantoni e Cortopassi, 2010.[5]

HEMOCOMPONENTES E SUAS INDICAÇÕES

Concentrado de plaquetas

A transfusão de concentrado de plaquetas (CP) pode ser oferecida profilaticamente como um esforço para evitar a hemorragia ou no tratamento de pacientes com sangramento ativo quando apresentam trombocitopenia. Na rotina é mais comum a transfusão terapêutica, principalmente nos pacientes que apresentam risco hemorrágico envolvendo sistema nervoso central, coração e pulmão.[6,7]

Considera-se trombocitopenia quando a contagem plaquetária é inferior a 150.000/mm^3, mas os casos graves são caracterizados por valores ≤ 50.000/mm^3. Esses valores são aplicados individualmente de acordo com a causa, o órgão afetado e o tratamento realizado, mas esse corte se faz necessário pelo aumento no risco de sangramento nesses pacientes quando submetidos a procedimentos invasivos.[6-8]

O Quadro 1 lista algumas situações específicas que podem ser utilizadas como orientação de conduta.

QUADRO 1 Indicação de transfusão com concentrado de plaquetas para procedimentos invasivos ou cirúrgicos

Condição	Valor desejado (mm^3)
Profilaxia de pacientes internados	Superior a 20.000
Punção lombar para colheita de líquor ou quimioterapia	Superior a 30.000
Endoscopia digestiva	
Sem biópsia	Superior a 20.000
Com biópsia	Superior a 50.000
Biopsia hepática	Superior a 50.000
Cirurgias de médio e grande porte	Superior a 50.000
Cirurgias oftálmicas e neurológicas	Superior a 100.000

Fonte: adaptado de Estcourt et al., 2018.[8]

Normas para transfusão:

- Cada bolsa possui entre 60 e 75 mL, acrescendo cerca de 30.000 plaquetas/kg em 24 horas.
- Velocidade inicial de transfusão: 0,25 mL/kg nos primeiros 30 minutos.

- A transfusão deve ser realizada em até 60 minutos.
- Curto período de armazenamento, idealmente 3 dias (de 5 a 7 dias há importante queda na funcionabilidade e maior risco de contaminação).

Monitoração:

- Aferir a temperatura.
- Se o paciente apresentar febre dentro de 6 horas após receber as plaquetas, pode ter havido contaminação, aumentando o risco de sepse.
- As bolsas de plaquetas são mais eficientes em temperatura ambiente de 20 a 24 °C. Porém, eleva-se o risco de contaminação bacteriana.
- Nunca utilizar fluidos com cálcio. Exemplo: Ringer com lactato.
- Nunca aquecer a bolsa.
- Não disponível para gatos.

Concentrado de hemácias

Indicado para animais com hematócrito abaixo de 15% ou abaixo de 20% com os sinais clínicos de hipóxia (aumento de frequência cardíaca e respiratória, aumento de amplitude respiratória, dispneia), visando atingir 25 a 30% de hematócrito. Em alguns casos específicos, como grandes cirurgias e animais idosos, espera-se atingir 35% (cães).[1,2]

Normas para infusão:

Cálculo de volume:

- Velocidade inicial de infusão: 0,25 mL/kg durante os primeiros 30 minutos.
- Velocidade de infusão: 10 mL/kg.
- A velocidade inicial de infusão está diretamente ligada ao surgimento de reações transfusionais agudas.
- O ideal é que a transfusão seja realizada no período de 3 horas (excetuando-se os quadros com risco à vida).
- A bolsa de sangue nunca deve ser aquecida.
- Aferir a cada hora o hematócrito e a coloração do plasma, visível no tubo de hematócrito.

Diluição:

- Diluir a bolsa no caso de cateteres de calibre menor que 22G.
- Injetar 1 mL de solução fisiológica para cada 3 g de concentrado de hemácias.
- Utilizar uma seringa e agulha na mesma via onde se encaixará.
- Nunca utilizar na mesma via de acesso fluidos que contenham cálcio, como Ringer lactato, que causa coagulação.
- Nunca utilizar na mesma via de acesso fluidos que contenham glicose, que pode causar lise das hemácias.

Monitoração:

- A cada 15 minutos, devem ser monitoradas frequência cardíaca, frequência respiratória, pressão e temperatura retal.[2,3]

Plasma fresco congelado

Indicação:

- Sangramento ativo agudo; prevenção de sangramento em casos de procedimentos cirúrgicos invasivos e com hemodiluição; pacientes com teste de coagulação anormal que serão submetidos a procedimentos invasivos; doença intestinal em gatos; distúrbios hemostáticos congênitos; hepatopatas graves; obstrução biliar; pancreatite aguda.[1,2]
- É contraindicado como expansor volêmico.
- Obtido a partir do sangue total por centrifugação.
- Deve ser congelado rapidamente.

Orientações para descongelamento:

- Manter a bolsa dentro de água aquecida a 36 °C, protegida por um plástico, de forma que a água não entre em contato direto com a bolsa.
- Aguardar até que a bolsa esteja pelo menos em temperatura ambiente antes de transfundir.

Normas para infusão:

- Cálculo de volume: 10 mL/kg de peso, podendo chegar a 40 mL/kg.
- O volume mínimo muitas vezes se mostra insuficiente para alterar significativamente os valores dos fatores de coagulação ou de proteína. No entanto, a resposta clínica é favorável.
- O aumento de pressão oncótica plasmática leva à redistribuição dos líquidos.
- Velocidade inicial de infusão: 0,25 mL/kg durante os primeiros 30 minutos.
- Velocidade de infusão: 10 mL/kg.
- O volume transfundido deve obrigatoriamente ser contabilizado no volume total administrado ao paciente a fim de evitar excesso de fluidoterapia.

Cuidados:

- No caso de hipoproteinemia, verificar proteínas totais e as frações proteicas (albumina em especial).
- No caso de coagulopatias, verificar testes de coagulação (tempo de protrombina, tempo de tromboplastina parcial ativada e tempo total de coagulação) e verificar com o cirurgião a ocorrência de excesso de sangramento.
- Evitar o uso desnecessário. Muitas vezes uma única alteração não justifica o uso de hemocomponentes.

Crioprecipitado

Indicação:

- Coagulopatias secundárias (coagulação intravascular disseminada, intoxicação por dicumarínicos, hemofilia A, doença de von Willebrand, hipofibrinogenemia). Animais com distúrbios hepáticos como os portadores de *shunt* portossistêmico com distúrbio de coagulação no perioperatório ou com fibrinogênio < 200 mg/dL.

Normas para infusão:

- A bolsa possui 20 mL, utilizando-se 1 bolsa para cada 10 kg de peso.
- Velocidade de infusão: 10 mL/kg/h.

- Deve ser administrada com equipo contendo filtro.
- A administração deve ocorrer o mais rápido possível.
- A taxa de infusão pode ser de 200 mL/h.
- A infusão deve estar completa em até 6 horas após o descongelamento, mas na rotina não se costuma exceder 1 hora.

Formas de descongelamento:

- Manter a bolsa dentro de água aquecida a 36 °C, protegida por um plástico, de forma que a água não entre em contato direto com a bolsa.
- Aguardar até que a bolsa esteja pelo menos em temperatura ambiente antes de transfundir.
- Não disponível para gatos.

REFERÊNCIAS

1. Pardo M. Blood therapy. In: Miller's basics of anesthesia. Amsterdam: Elsevier; 2022. p.445-58.
2. Fantoni DT, Otsuki DA. Emprego de hemocomponentes. In: Fantoni DT, Cortopassi SRG. Anestesia em cães e gatos. São Paulo: Roca; 2010. p.173-214.
3. Davidow EB, Blois SL, Goy-Thollot I, Harris L, Humm K, Musulin S, et al. Association of Veterinary Hematology and Transfusion Medicine (AVHTM) Transfusion Reaction Small Animal Consensus Statement (TRACS). Part 1: Definitions and clinical signs. J Vet Emerg Crit Care (San Antonio). 2021;31(2):141-66.
4. Davidow EB, Blois SL, Goy-Thollot I, Harris L, Humm K, Musulin S, et al. Association of Veterinary Hematology and Transfusion Medicine (AVHTM) Transfusion Reaction Small Animal Consensus Statement (TRACS) Part 2: Prevention and monitoring. J Vet Emerg Crit Care (San Antonio). 2021;31(2):167-88.
5. Fantoni DT, Cortopassi SRG. Anestesia em cães e gatos. São Paulo: Roca; 2010.
6. Brasil. Ministério da Saúde. Secretaria de Atenção à Saúde. Departamento de Atenção Especializada e Temática. Guia para uso de hemocomponentes. 2. ed. Brasília: Ministério da Saúde; 2015. Disponível em: https://bvsms.saude.gov.br/bvs/publicacoes/guia_uso_hemocomponentes_2ed.pdf. Acesso em: 25 jun. 2024.
7. Saint-Pierre LM, Farrell KS, Hopper K, Reagan KL. Retrospective evaluation of fresh platelet concentrate administration in dogs: Patient characteristics, outcomes, and transfusion practices in 189 transfusion episodes (2008-2019). J Vet Emerg Crit Care (San Antonio). 2023;33(3):360-70.
8. Estcourt LJ, Malouf R, Hopewell S, Doree C, Van Veen J. Use of platelet transfusions prior to lumbar punctures or epidural anaesthesia for the prevention of complications in people with thrombocytopenia. Cochrane Database Syst Rev. 2018;4(4):CD011980.

11

Fármacos vasoativos e inotrópicos

Aline Magalhães Ambrósio
Júlio Ken Nagashima
Helena de La Torre Batista de Oliveira

INTRODUÇÃO

Os valores de pressão arterial sistêmica normais para cães e gatos estão referenciados na Tabela 1.

TABELA 1 Pressão arterial sistêmica de cães e gatos acordados

Espécie	PA sistólica	PA diastólica	PA média
Cão e gato	100-160	60-80	80-100

Fonte: Haskins, 2017.[1]

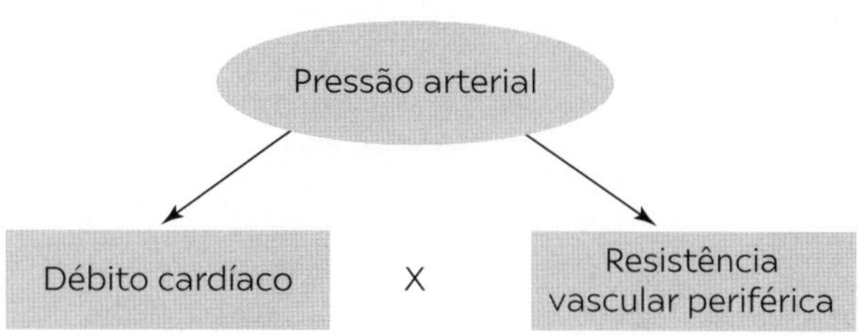

Tem-se também que:

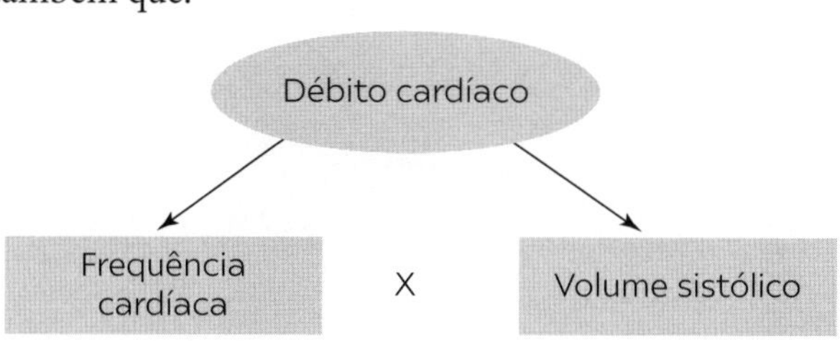

HIPOTENSÃO

Define-se hipotensão em casos de valores de pressão arterial média (PAM) abaixo de 65 mmHg e de pressão arterial sistólica (PAS) abaixo de 90 mmHg.

Causas potenciais da hipotensão

- Baixo retorno venoso:
  - Hipovolemia.
  - Desidratação.
  - Perda de sangue/plasma.
  - Ventilação a pressão positiva.
  - Síndrome do compartimento abdominal.
- Bradicardia.
- Baixa resistência vascular periférica: vasodilatação por anestésicos, sepse.
- Má função sistólica:
  - Cardiomiopatia hipertrófica.
  - Inotropismo reduzido por anestésicos.
  - Betabloqueadores.
  - Bloqueadores do canal de cálcio.
  - Antiarrítmicos.
- Ineficiência sistólica:
  - Arritmias ventriculares.
  - Insuficiência de valva atrioventricular.
  - Obstrução do efluxo.
- Má função diastólica:
  - Cardiomiopatia hipertrófica.
  - Tamponamento cardíaco.
  - Taquicardia excessiva.

Tratamento da hipotensão[2]

- Redução da profundidade anestésica.
- Prova de carga (Ringer lactato, 15 mL/kg em 15 min).
- Fármacos.
- Transfusão.

DEFINIÇÃO

Os fármacos vasoativos possuem efeitos vasculares periféricos, pulmonares ou cardíacos.

Têm como característica:

- Atuar em pequenas doses.
- Resposta dose-dependente.
- Efeito rápido e curto.
- Administração lenta.

OBJETIVO

Regulação e otimização do tônus vascular, controle da pressão arterial, melhora da perfusão tecidual e suporte hemodinâmico.

INDICAÇÕES DE USO

- Hipotensão e vasodilatação.
- Ocorrência comum em anestesia/unidade de terapia intensiva.
- Sepse e choque séptico.
- Trauma.
- Síndrome da isquemia-reperfusão.
- Anestésicos gerais, locais e adjuvantes.
- Choque cardiogênico.
- Limitação do uso de fluidoterapia.

FARMACOLOGIA

Adrenalina

I. **Definição:** agonista adrenérgico misto, hormônio simpatomimético cujo emprego é indicado em casos graves e de emergência, quando o paciente tem parada cardiorrespiratória.
II. **Indicações:**
   - Fibrilação ventricular e taquicardia ventricular sem pulso.
   - Assistolia.

- Atividade elétrica sem pulso.
- Bradicardia sintomática (após atropina e dopamina).
- Hipotensão grave.
- Anafilaxia.

III. **Grupo farmacológico:** agonista adrenérgico ou simpatolítico.

IV. **Receptor-alvo:** agonista dos subtipos de receptores alfa-1, beta-1 e beta-2.

V. **Efeitos desejados:** broncodilatação, aumento de frequência cardíaca, pressão arterial e débito cardíaco nas emergências.

VI. Ação beta-1: promove aumento de contratilidade do miocárdio, frequência cardíaca, automatismo do miocárdio e do consumo de oxigênio pelo miocárdio.

VII. Ação beta-2: promove relaxamento da musculatura lisa, vasodilatação periférica e dilatação brônquica.

VIII. Ação alfa-2 supera beta-2 e promove vasoconstrição arterial periférica, aumento da resistência vascular periférica e pressão arterial.

IX. **Efeitos adversos:** tremor, ansiedade, tensão, agitação, fraqueza, vertigem, palidez, dificuldade respiratória, vasoconstrição renal, aumento de níveis séricos de glicose e ácidos graxos, diminuição de níveis séricos de potássio, aldosterona e aminoácidos. Predispõe à ocorrência de arritmias, sobretudo na presença de hipercapnia e hipóxia.

X. **Período de latência:** segundos.

XI. **Período hábil:** de 10 a 20 minutos.

XII. **Dose em cães e gatos:** de 0,01 a 0,03 mcg/kg/min.

XIII. **Via de administração:** intravenosa (IV) – infusão contínua.

XIV. **Uso:** emergência. Diluir 1 ampola em 10 mL de solução fisiológica e repetir a cada 3 a 5 minutos até o efeito desejado.

Atropina

I. **Definição:** anticolinérgico parassimpatolítico, comumente usado para o tratamento e/ou prevenção de bradicardia no período perioperatório.

II. **Grupo farmacológico:** anticolinérgico ou parassimpatolítico.

III. **Receptor-alvo:** ação antagonista competitiva da acetilcolina em receptores muscarínicos colinérgicos pós-ganglionares do sistema nervoso parassimpático (antimuscarínicos).

IV. **Efeito desejados:** aumento da frequência cardíaca e resistência vascular periférica, redução de secreções salivares e das vias respiratórias, bloqueio de reflexos mediados vagalmente.
V. **Efeitos adversos:** agravamento da bradicardia imediatamente após administração por efeito paradoxal do bloqueio mais rápido dos receptores M1 pré-sinápticos, inibindo o mecanismo de retroalimentação negativa com consequente aumento transitório da liberação de acetilcolina e maior redução da frequência cardíaca. Deve-se esperar alguns minutos ou repetir a dose, induzindo bloqueio dos receptores M2 pós-sinápticos, aumentando a frequência cardíaca.
VI. **Período de latência:** de 1 a 5 minutos quando uso IV ou intramuscular (IM).
VII. **Período hábil:** 30 minutos.
VIII. **Dose em cães e gatos:** 0,04 mg/kg.
IX. **Via de administração:** IV, IM, subcutânea (SC).
X. **Uso:** emergência. Repetir a cada 3 a 5 minutos até o efeito desejado com no máximo três aplicações.

Efedrina

I. **Definição:** fármaco simpatomimético, de ações tanto diretas quanto indiretas, a efedrina é usada no manejo da hipotensão durante a anestesia. Sua duração de ação mais longa possibilita a administração em *bolus* intravenoso para produzir efeitos clínicos, eliminando a necessidade de administração por infusão contínua.
II. **Grupo farmacológico:** agonista adrenérgico e simpaticomimético.
III. **Receptor-alvo:** agonistas mistos dos receptores alfa-1 e beta-1 e beta-2 adrenérgicos.
IV. **Efeitos desejados:** aumento do débito e da frequência cardíaca, da pressão arterial, do fluxo sanguíneo coronariano e do consumo de oxigênio do miocárdio. Há estimulação do sistema respiratório e broncodilatação.
V. **Efeitos adversos:** arritmias cardíacas. Pode ocorrer taquifilaxia com doses repetidas, reduzindo a magnitude dos efeitos simpatomiméticos indiretos. Diminui o fluxo sanguíneo renal, com uma redução associada da taxa de filtração glomerular, atribuída à vasoconstrição regional.

VI. **Período de latência:** segundos.
VII. **Período hábil:** 30 minutos.
VIII. **Dose em cães e gatos:** *bolus* IV de 0,1 a 0,5 mg/kg diluído e administrado lentamente até obter o efeito desejado. Repetir de 2 a 3 vezes se necessário. Em infusão contínua, a taxa de infusão é de 5 a 20 mcg/kg/min.
IX. **Via de administração:** IV.
X. **Diluição:** 1 ampola (1 mL – 50 mg/mL) + 19 mL de solução fisiológica, resultando em uma concentração de 2,5 mg/mL.

Dobutamina

I. **Definição:** catecolamina sintética de ação direta, que deriva do isoproterenol, usada principalmente para aumentar os estados de baixo débito cardíaco associados a uma redução da função miocárdica.
II. **Grupo farmacológico:** agonista adrenérgico beta-1 seletivo.
III. **Indicação:** baixo débito cardíaco com volemia normal/aumentada (p. ex., choque cardiogênico e insuficiência cardíaca congestiva).
IV. **Receptor-alvo:** estimula principalmente os receptores beta-1 adrenérgicos. Em doses mais altas, também estimula os receptores beta-2 e alfa-1 adrenérgicos.
V. **Efeitos desejados:** aumento do débito cardíaco, da frequência cardíaca.
VI. **Efeitos adversos:** hipotensão paradoxal (em hipovolemia ou choque com resistência vascular sistêmica diminuída). Bradicardia, bloqueio atrioventricular, extrassístoles atriais.
VII. **Período de latência:** segundos.
VIII. **Período hábil:** meia-vida curta, portanto é administrada como infusão contínua.
IX. **Dose em cães e gatos:** concentração de 1 mg/mL em infusão contínua com taxa inicial de 3 mcg/kg/min. Aumento de 1-2 mcg/kg/min a cada 10 minutos até atingir 20 mcg/kg/min.
X. **Via de administração:** IV.
XI. **Diluição:** 1 ampola (20 mL – 12,5 mg/mL) + 230 mL de solução fisiológica, resultando em uma concentração de 1 mg/mL.

Norepinefrina/noradrenalina

I. **Definição:** catecolamina de ocorrência natural, simpatomimética, predominantemente usada durante a anestesia para o controle da hipotensão, particularmente quando causada por uma redução da resistência vascular periférica por sepse ou em casos de hipotensão refratária.
II. **Grupo farmacológico:** vasoativo.
III. **Indicações:** choque séptico irresponsivo a volume, choque com baixo débito e após parada cardiorrespiratória para manter a pressão arterial.
IV. **Receptor-alvo:** agonista nos receptores alfa-1, alfa-2 e beta-1 adrenérgicos, com efeito predominante nos receptores alfa-1 adrenérgicos.
V. **Efeitos desejados:** em doses muito baixas, causa aumento da frequência cardíaca e do débito cardíaco, e redução da resistência vascular sistêmica. Aumenta o fluxo sanguíneo coronariano pela vasodilatação coronariana. Em doses altas, causa aumento dose-dependente da pressão arterial sistólica, diastólica e média no débito cardíaco e na resistência vascular sistêmica e pulmonar, aumentando o consumo de oxigênio pelo miocárdio.
VI. **Efeitos adversos:** necrose tecidual caso haja extravasamento, em decorrência da vasoconstrição localizada. Pode causar efeitos arritmogênicos.
VII. **Período de latência:** segundos.
VIII. **Período hábil:** meia-vida curta, portanto é administrada como infusão contínua.
IX. **Dose em cães e gatos:** concentração de 16 mcg/mL, com taxa de infusão inicial de 0,01 mcg/kg/min até 1 mcg/kg/min.
X. **Via de administração:** IV.
XI. **Diluição:** 1 ampola (4 mL – 1 mg/mL) + 240 mL de solução fisiológica, resultando em uma concentração de 16 mcg/mL. Se possível, dar preferência a diluição em solução de glicose 5%, em cateter venoso central. Se for usado em via periférica e houver extravasamento, pode ocorrer necrose da região. Nessas condições, infiltrar de 10 a 15 mL de solução fisiológica com agulha hipodérmica.

Vasopressina

I. **Definição:** vasopressor não catecolamínico, hormônio antidiurético peptídeo, não adrenérgico e endógeno, que produz vasoconstrição periférica, coronariana e renal. Principalmente utilizado em reanimação cardiopulmonar e hipotensão refratária.

II. **Grupo farmacológico:** hormônio peptídico.

III. **Indicação:** segunda opção no choque séptico (após noradrenalina).

IV. **Receptor-alvo:** receptores V1a do músculo liso vascular, embora também exerça atividade nos receptores V1b (da adeno-hipófise) e V2 (dos ductos coletores renais).

V. **Efeitos desejados:** melhora a perfusão cerebral por dilatação dos vasos cerebrais, promove menor vasoconstrição coronária e renal do que tecidos periféricos, diminui a hiperpolarização e aumenta a concentração intracelular de cálcio. Causa vasoconstrição periférica e aumenta a pressão aórtica.

VI. **Efeitos adversos:** provoca vasoconstrição coronária e renal.

VII. **Período de latência:** segundos.

VIII. **Período hábil:** em comparação com a epinefrina, a vasopressina tem meia-vida mais longa, porém também é utilizada em infusão contínua.

IX. **Dose em cães e gatos:** de 0,00014 a 0,0006 UI/kg/min.

X. **Via de administração:** IV.

XI. **Uso:** doses iniciais podem ser repetidas a cada 3 a 5 minutos ou a vasopressina pode ser alternada com a adrenalina a cada 3 a 5 minutos.

TABELA 1 Doses, mecanismos de ação e efeitos dos fármacos inotrópicos e vasoativos utilizados no Serviço de Anestesia da Faculdade de Medicina Veterinária e Zootecnia da Universidade de São Paulo (FMVZ USP)

Fármaco	Dose (cães e gatos)	Mecanismo de ação	Efeitos
Adrenalina	0,01-0,03 mcg/kg/min	Agonista dos subtipos de receptores alfa-1, beta-1 e beta-2	Broncodilatação, aumento de FC, PA e DC nas emergências
Atropina	0,04 mg/kg (IV ou IM)	Antagonista competitivo da acetilcolina em receptores muscarínicos colinérgicos pós-ganglionares	Aumento da frequência cardíaca e resistência vascular periférica, redução de secreções salivares e das vias respiratórias

continua

TABELA 1 Doses, mecanismos de ação e efeitos dos fármacos inotrópicos e vasoativos utilizados no Serviço de Anestesia da Faculdade de Medicina Veterinária e Zootecnia da Universidade de São Paulo (FMVZ USP) (*continuação*)

Fármaco	Dose (cães e gatos)	Mecanismo de ação	Efeitos
Efedrina	*Bolus* IV, 0,1-0,5 mg/kg	Agonistas mistos dos receptores alfa-1 e beta-1 e beta-2 adrenérgicos	Aumento do débito e da frequência cardíaca, da pressão arterial, do fluxo sanguíneo coronariano e do consumo de oxigênio do miocárdio
Dobutamina	Infusão contínua: 5 mcg/kg/min – 20 mcg/kg/min	Estimulação dos receptores beta-1 adrenérgicos	Aumento do débito cardíaco, da frequência cardíaca e da resistência vascular sistêmica
Norepinefrina	Infusão contínua: 0,01 mcg/kg/min – 3 mcg/kg/min	Agonista nos receptores alfa-1, alfa-2 e beta-1 adrenérgicos	Aumento da frequência cardíaca e do débito cardíaco, redução da resistência vascular sistêmica
Vasopressina	Infusão contínua: 0,00014-0,0006 UI/kg/min	Estimulação dos receptores V1a do músculo liso vascular	Vasoconstrição periférica, menor vasoconstrição coronária e renal, aumento da pressão aórtica

DC: débito cardíaco; FC: frequência cardíaca; IM: intramuscular; IV: intravenoso; PA: pressão arterial.

Fonte: adaptada de Haskins SC, 2017 e Wilson DV, Shih Ac, 2017.[1,2]

REFERÊNCIAS

1. Haskins SC. Monitoramento de pacientes anestesiados. In: Grimm KA, et al., eds. Anestesiologia e analgesia em veterinária: Lumb & Jones. 5. ed. São Paulo: Roca; 2017.
2. Wilson DV, Shih AC. Emergências anestésicas e reanimação. In: Grimm KA, et al., eds. Anestesiologia e analgesia em veterinária: Lumb & Jones. 5. ed. São Paulo: Roca; 2017.

12

Bloqueadores neuromusculares

Aline Magalhães Ambrósio
Jeovan dos Santos Macedo
Helena de La Torre Batista de Oliveira
Paula Caro Ferian

INTRODUÇÃO

Os bloqueadores neuromusculares (BNM) são fármacos conhecidos como miorrelaxantes de ação periférica, relaxantes/paralisantes musculares de ação periférica, antagonistas nicotínicos ou curares.

São utilizados em anestesia:

- Como adjuvantes em procedimentos anestésicos.
- Como relaxantes da musculatura esquelética.
- Em procedimentos cirúrgicos que cursam com abertura de caixa torácica, procedimento abdominal alto, ortopédico e cirurgias de catarata.

CONSIDERAÇÕES IMPORTANTES

Os BNM:

- Não são anestésicos, analgésicos, sedativos ou hipnóticos.
- Atuam de forma periférica.
- Promovem paralisia flácida da musculatura esquelética.
- Promovem parada respiratória (o suporte ventilatório artificial é obrigatório).
- Quando usados, perdem-se os sinais dos planos anestésicos (reflexos) – avaliar por sinais vitais (frequência cardíaca e pressão arterial).

É essencial que se garanta, por meio da monitoração, que o paciente esteja no plano anestésico adequado e em hipnose.

- Promovem bloqueio reversível.

O bloqueio e sua recuperação ocorrem de forma sequencial, e a sequência da reversão do bloqueio é inversa ao seu início (Figura 1).

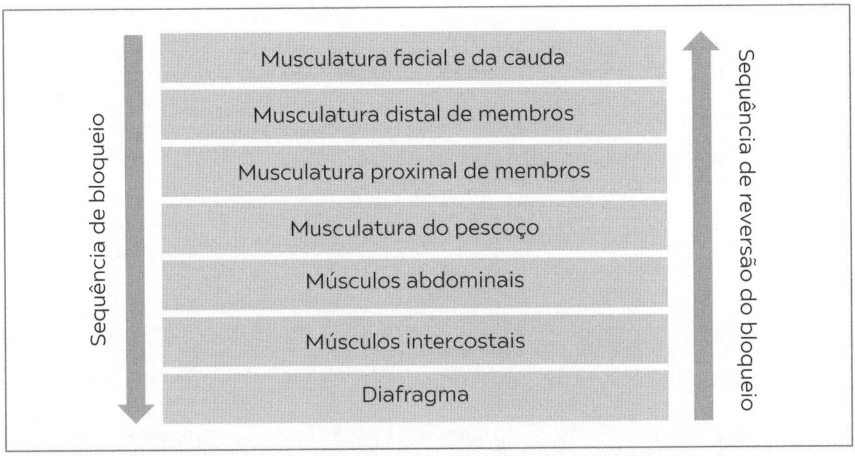

FIGURA 1 Sequência do BNM: seta para baixo indica a sequência de ocorrência do BNM e a seta para cima indica como ocorre a reversão do BNM.

Os bloqueadores mais utilizados atualmente no Serviço de Anestesia da Faculdade de Medicina Veterinária e Zootecnia da Universidade de São Paulo (FMVZ USP) são do tipo competitivo (não despolarizante), ou seja, competem com a acetilcolina pelos receptores nicotínicos na placa motora (músculo).

Sua ação pode ser revertida por anticolinesterásicos (neostigmina – Prostigmine®: 0,04 mg/kg, associada a sulfato de atropina 0,04 mg/kg).[1]

Atenção para o momento em que se aplica o reversor: se a neostigmina for aplicada enquanto ainda houver grande concentração de bloqueador neuromuscular competitivo na junção neuromuscular, pode haver rebloqueio e parada respiratória.

↓

O bloqueio só deve ser revertido quando houver movimento respiratório espontâneo.

Os principais bloqueadores são o atracúrio e o rocurônio, ambos utilizados por via intravenosa exclusiva e efeito desejado de paralisia flácida da musculatura esquelética, cada um com suas particularidades farmacológicas[2,3] (Tabela 1).

TABELA 1 Principais bloqueadores neuromusculares utilizados no Serviço de Anestesia da FMVZ USP e suas particularidades farmacológicas[3,4,5]

Agente	Latência	Duração	Dose	Biotransformação e eliminação	Efeitos adversos
Atracúrio (Tracrium® e Tracur®)	2-3 min	25-40 min (cães) 20-30 min (gatos)	0,1-0,5 mg/kg (cães)[4] 0,1-0,25 mg/kg (gatos)[5]	Metabolização plasmática (independe de função renal e hepática)	Pode haver liberação de histamina em dose alta (eritema, hipotensão arterial, taquicardia e broncoespasmos). Esporadicamente pode causar bradicardia.
Rocurônio	1 min[2]	30-40 min[3]	0,1-0,6 mg/kg (cães e gatos)[5]	Metabolização hepática e excreção hepática e renal	Sem efeitos relevantes no sistema cardiovascular.

Os principais reversores do bloqueio neuromuscular são neostigmina (combinada com atropina, para minimizar efeito em receptores muscarínicos – como bradicardia, aumento de secreções salivares e brônquicas, broncoespasmo e cólicas abdominais) e sugammadex (específico para aminoesteroides, como o rocurônio), ambos administrados exclusivamente de forma intravenosa (Tabela 2). Seu principal objetivo é minimizar o bloqueio residual no período pós-operatório.[1]

TABELA 2 Principais reversores do bloqueio neuromuscular utilizados no Serviço de Anestesia da FMVZ USP e suas particularidades farmacológicas[5,6]

Agente	Mecanismo de ação	Dose
Neostigmina (Prostigmine®) + sulfato de atropina	Inibe a enzima acetilcolinesterase – aumento de acetilcolina na junção neuromuscular.	0,04 mg/kg (neostigmina) + 0,04 mg/kg (atropina)[5]
Sugammadex®	Liga-se à molécula de rocurônio e a remove da junção neuromuscular.	4-8 mg/kg (cães)[5] 4-5 mg/kg (gatos)[6]

O Sugammadex® tem início de ação de 3 a 18 vezes mais rápido que a neostigmina,[5] e o período de latência para reversão do bloqueio dependerá de sua profundidade, que por sua vez é reflexo da concentração de moléculas de bloqueador neuromuscular na junção neuromuscular.[7] Em doses usuais, a reversão de bloqueio neuromuscular com sugamadex ocorre entre 30 e 60 segundos da administração do fármaco para cães. Em felinos, há carência de dados na literatura, havendo apenas um estudo com gatos modelo de insuficiência renal aguda, em que houve efeito completo do sugamadex na dose de 5 mg/kg com reversão do bloqueio em pouco menos de 5 minutos.[6]

Particularidades no uso dos bloqueadores musculares em disfunções orgânicas:[1]

- **Desnutrição, hipotermia e insuficiência renal:** prolongamento dos efeitos dos bloqueadores neuromusculares competitivos.
- **Distúrbios hidroeletrolíticos (acidose metabólica e respiratória, hiponatremia, hipocalcemia, hipocalemia e hipermagnesemia):** potencialização dos efeitos dos bloqueadores neuromusculares competitivos.
- **Gestação:** os bloqueadores neuromusculares não atravessam a barreira placentária.
- **Diabetes melito:** redução da sensibilidade à ação dos bloqueadores neuromusculares competitivos.
- **Disfunção hepática:** prolongamento dos efeitos do rocurônio.

REFERÊNCIAS

1. Ambrósio AM, Kahvegian MAP. Bloqueadores neuromusculares. In: Fantoni DT, Cortopassi SG. Anestesia em cães e gatos. São Paulo: Roca; 2010.
2. Kastrup MR, Marsico FF, Ascoli FO, Becker T, Soares JH, Gomez de Segura IA. Neuromuscular blocking properties of atracurium during sevoflurane or propofol anaesthesia in dogs. Vet Anaesth Analg. 2005;32(4):222-7.
3. Dugdale AH, Adams WA, Jones RS. The clinical use of the neuromuscular blocking agent rocuronium in dogs. Vet Anaesth Analg. 2002;29(1):49-53.
4. Keegan RD. Muscle relaxants and neuromuscular blockade. In: Grimm KA, et al., eds. Veterinary anesthesia and analgesia: the fifth edition of Lumb and Jones. Ames: Wiley Blackwell; 2015. p.260-76.
5. Ambrósio AM, Fantoni DT. Ventilação mecânica em medicina veterinária. Santana de Parnaíba: Manole; 2023.
6. Staals LM, de Boer HD, van Egmond J, Hope F, van de Pol F, Bom AH, et al. Reversal of rocuronium-induced neuromuscular block by sugammadex is independent of renal perfusion in anesthetized cats. J Anesth. 2011;25:241-6.
7. Hristovska AM, Duch P, Allingstrup M, Afshari A. Efficacy and safety of sugammadex versus neostigmine in reversing neuromuscular blockade in adults. Cochrane Database Syst Rev. 1996;2017(9).

13

Ventilação mecânica

Aline Magalhães Ambrósio
Helena de La Torre Batista de Oliveira

INTRODUÇÃO

Ventilação é o processo de realização de trocas gasosas a partir de gás oriundo do meio externo, que é conduzido pelas vias aéreas anteriores e posteriormente até os alvéolos, onde ocorre a hematose.

Volume corrente (VC): quantidade de ar inspirado ou expirado em um ciclo respiratório. Em pacientes acordados, é de 4 a 6 mL/kg.

Volume-minuto (VM): quantidade de ar inspirado ou expirado durante um minuto. VM = VC × FR (em 1 minuto).

INDICAÇÕES DA VENTILAÇÃO MECÂNICA[1]

Sempre quando houver prejuízo da ventilação espontânea:

- Depressão de centros respiratórios (anestésicos inalatórios e injetáveis/traumatismo craniano).
- Acidose metabólica.
- Dor excruciante que necessita de sedação profunda com opioides fortes, os quais consequentemente podem causar depressão e/ou parada respiratória.

- Traumatismo torácico/cirurgia torácica/pneumotórax/hérnia diafragmática: cursam com perda de pressão negativa intratorácica e consequente colabamento pulmonar (atelectasia).
- Posicionamento cirúrgico (cefalodeclive).
- Obesidade.
- Distensão abdominal (gestantes, ascite).
- Uso de bloqueadores neuromusculares: causam apneia por bloqueio da musculatura respiratória.
- Hipoxemia ($PaO_2 < 60$ mmHg ou $SpO_2 < 90\%$).
- Hipercapnia ($PaCO_2 > 50$ mmHg).
- Esforço respiratório aumentado.

A ventilação com pressão positiva intermitente é um processo antifisiológico (Tabela 1).

TABELA 1 Comparação da respiração espontânea e mecânica

Respiração espontânea	Ventilação mecânica
Pressão inspiratória negativa	Pressão inspiratória positiva.
Sangue e linfa são trazidos das porções inferiores do corpo para o coração (mecanismo de bomba torácica).	Não há mecanismo de bomba torácica.
O retorno venoso aumenta.	O retorno venoso diminui.
O débito cardíaco aumenta.	O débito cardíaco diminui.
A pressão arterial aumenta.	A pressão arterial diminui.
A expiração é passiva por relaxamento da caixa torácica.	A expiração é passiva por relaxamento da caixa torácica.

Pelo efeito negativo da ventilação mecânica sobre o coração e vasos sanguíneos do tórax, existe contraindicação para ventilação controlada.

Contraindicação absoluta: pacientes hipovolêmicos

Essa contraindicação passa a ser relativa se houver tratamento da hipovolemia, como fluidoterapia.

Algumas técnicas são utilizadas com a finalidade de minimizar os efeitos negativos da ventilação controlada sobre a hemodinâmica, como:

- Manutenção da pressão positiva mantida o menor tempo possível nas vias aéreas para fazer troca gasosa.
- A relação inspiração:expiração (I/E) deve ser 1:2 ou 1:3 segundos. Ou seja, o tempo expiratório tem que ser maior que o inspiratório, pois na expiração não há pressão positiva sobre o coração e vasos sanguíneos, permitindo assim adequados retorno venoso e débito cardíaco.
- Pressão inspiratória entre 5 e 15 cmH_2O nos cães e entre 5 e 7 cmH_2O nos gatos.
- Volume corrente de 8 a 10 mL/kg.
- Frequência respiratória de 15 a 30 movimentos por minuto.

As consequências da ventilação mecânica realizada de forma incorreta podem ocasionar a lesão pulmonar induzida por ventilador (LPIV), que pode cursar com as lesões listadas no Quadro 1.

QUADRO 1 Lesões provocadas pela ventilação mecânica inadequada

• **Barotrauma:** lesão induzida por excesso de pressão nos pulmões.
• **Volutrauma:** lesão induzida por excesso de volume nos pulmões.
• **Atelectrauma:** lesão por abertura e fechamento cíclico dos alvéolos.
• **Inflamação.**
• **Pneumonia.**
• **Hipotensão.**

VENTILADORES MECÂNICOS E MODALIDADES VENTILATÓRIAS BÁSICAS[1]

Os ventiladores são equipamentos mecânicos/eletrônicos capazes de realizar a ventilação por pressão positiva intermitente. Eles podem funcionar de forma a controlar o ciclo respiratório totalmente ou parcialmente.

Quando o paciente não possui estímulo inspiratório próprio, necessita de ventilação totalmente controlada pelo ventilador.

Quando o paciente possui estímulo inspiratório próprio, porém este é insuficiente para realizar a troca gasosa, ele precisará da ventilação de forma assistida.

Assim, os ventiladores podem disponibilizar ciclos totalmente controlados, ciclos parcialmente controlados ou assistidos e os ventiladores mais modernos também podem disponibilizar ciclos que permitem ao paciente respirar sozinho quando já é capaz. A Tabela 2 resume os ciclos disponibilizados pelo ventilador dependendo do modo de ajuste.

TABELA 2 Modo ventilatório e o comando das fases do ciclo ventilatório

Modo de ventilação	Inicia o ciclo ventilatório	Mantém o ciclo ventilatório	Finaliza o ciclo ventilatório
Controlada	Ventilador	Ventilador	Ventilador
Assistida	Paciente	Ventilador	Ventilador
Espontânea	Paciente	Paciente	Paciente
Suporte	Paciente	Paciente/ventilador	Ventilador

Os dois modos principais de controle dos ciclos controlados podem ser por volume ou por pressão.

No modo volume controlado:

- O volume é a variável que manda no ciclo, então é imprescindível que o operador defina o volume para o ventilador.
- A frequência respiratória também deve ser predefinida pelo operador:
  - O fluxo é constante, ou seja, a velocidade com que o volume é entregue aos pulmões é fixa.
  - O pico de pressão na via aérea depende do volume corrente escolhido e da complacência pulmonar, ou seja, a pressão é resultante e não predeterminada.
  - Nesta modalidade alguns equipamentos possuem um sistema de segurança que permite que o operador determine uma pressão máxima que pode ser alcançada para não fazer barotrauma, chamada de limite de pressão. Importante não a confundir com pressão controlada, pois esta não comanda o ciclo, apenas limita a pressão e deve ser predeterminada pelo operador.

No modo pressão controlada:

- A pressão de pico da via aérea é que vai comandar o ciclo ventilatório, ou seja, a pressão da via aérea deve ser predefinida pelo operador durante a inspiração.
- O volume será resultante da pressão escolhida pelo operador.

- A frequência respiratória também deverá ser definida.
- O fluxo é variável e sempre excede a demanda do paciente.
- O volume alcançado com a pressão determinada varia de paciente para paciente, pois depende da complacência e da resistência do sistema respiratório. Por exemplo, um cão obeso precisará de uma pressão de via aérea maior para atingir o mesmo volume que um cão magro, pois a complacência de seu tórax vai ser menor por causa da gordura e do peso exercidos sobre os pulmões. Outra situação é se houver aumento da resistência no sistema respiratório, como secreções, em que a pressão também deverá ser maior para atingir um mesmo volume nos pulmões, pois terá que vencer as dificuldades do caminho.

Há algumas vantagens na utilização do modo pressão controlada sobre o modo volume controlado (Quadro 2).

QUADRO 2 Vantagens da pressão controlada sobre o volume controlado

• Menores picos de pressão nas vias aéreas.
• Melhor distribuição do ar nos pulmões.
• Requer uma fração inspirada de oxigênio mais baixa.
• Previne a hiperinsuflação pulmonar.
• Melhora o recrutamento de unidades alveolares fechadas.

Os ventiladores atuais também disponibilizam os ciclos assistidos e espontâneos, nos quais auxiliam os pacientes durante a inspiração quando esta não é suficiente ou auxiliam no desmame ou retirada do paciente na ventilação mecânica. As principais modalidades utilizadas para esse propósito são a SIMV, do inglês *synchronized intermittent mandatory ventilation*, ou ventilação mandatória intermitente sincronizada. A outra modalidade é a pressão de suporte ventilatório.

Ventilação mandatória intermitente sincronizada

Nesta modalidade, o ventilador pode disponibilizar ciclos totalmente controlados, ciclos assistidos e ciclos espontâneos. Para isso, o ventilador possui um dispositivo chamado *trigger*, que deve ser determinado pelo operador, o qual designa ao ventilador uma sensibilidade, por meio de pressão ou fluxo inspiratório, que percebe que o paciente está respirando junto com o ventilador.

Pode ser utilizada durante anestesias em que não se utilizaram bloqueadores neuromusculares ou durante a retirada do paciente da ventilação mecânica.

Se o paciente não respirar, o ventilador deflagra ciclo controlado como resgate e não deixa o paciente em apneia. Para isso, o operador predetermina uma frequência respiratória mínima por volta de 6 movimentos por minuto.

Se o paciente tiver estímulo inspiratório próprio, mas insuficiente, o ventilador deflagra o ciclo assistido. Para isso, o *trigger* deve ter sido ajustado para fluxo de 1 a 5 litros/minuto ou pressão de −2 cmH_2O.

Se o paciente já estiver com força inspiratória e volume corrente adequados, o ventilador o deixará realizar respirações espontâneas.

Pressão de suporte

A pressão de suporte (PS) é uma modalidade de suporte ventilatório parcial à musculatura respiratória que ajuda a respiração espontânea com pressão positiva predeterminada pelo operador. O nível de pressão de suporte determinado é mantido constante por toda a fase inspiratória. Esta modalidade é utilizada para retirada do paciente do ventilador mecânico.

A PS é classificada como uma modalidade de ventilação espontânea, pois o disparo do ventilador é iniciado pelo paciente. O fluxo inspiratório enviado pelo ventilador é interrompido e o ciclo muda para expiração normalmente quando o fluxo atinge 25% do pico de fluxo inspiratório obtido no início do ciclo.

A PS atua para complementar o esforço do paciente para vencer as forças resistivas e elásticas do sistema respiratório e de ventilação. A frequência respiratória é inteiramente dependente do *drive* ventilatório do paciente. O volume corrente depende do esforço inspiratório, da pressão de suporte determinada e da mecânica do sistema respiratório do paciente.

Os ajustes do *trigger* também se fazem necessários, sendo comum o ajuste de 1 a 2 L/min se for a fluxo ou −1 a −2 cmH_2O se for a pressão.

O ajuste de PS normalmente é de 10 a 15 cmH_2O, com o objetivo de manter um volume corrente de 8 a 10 mL/kg. Quanto menor a PS para manter esse volume, mais apto o paciente está para ser retirado do ventilador mecânico.

Outras variáveis são importantes para regular a ventilação mecânica, como pressão expiratória final positiva (PEEP) e *driving pressure* (DP).

PRESSÃO EXPIRATÓRIA FINAL POSITIVA

A PEEP deve ser utilizada para proteger os pulmões da lesão pulmonar provocada pelo ventilador, pela abertura e fechamento cíclico dos alvéolos que ocorre durante o ciclo ventilatório com pressão positiva. Ela também deve ser utilizada para manutenção das manobras de recrutamento alveolar e até mesmo para sua realização. A PEEP tem efeitos positivos para os pulmões, mas também pode provocar alguns efeitos negativos (Quadros 3 e 4).

QUADRO 3 Efeitos positivos da pressão expiratória final positiva

• Aumenta a capacidade residual funcional.
• Aumenta a reserva de oxigênio no sangue.
• Maior resistência aos períodos de apneia.
• Melhora a relação ventilação/perfusão.
• Recruta alvéolos colapsados.
• Diminui áreas de *shunt* pulmonar.
• Protege os pulmões contra a lesão de abertura e fechamento cíclico.
• Melhora as trocas gasosas e oxigenação.

QUADRO 4 Efeitos negativos da pressão expiratória final positiva

• Hiperdistensão alveolar (barotrauma).
• Diminuição do retorno venoso.
• Diminuição do débito cardíaco.
• Redução da força inspiratória.
• Aumento do CO_2.

As indicações da utilização da PEEP são diversas, incluindo:

- Cirurgias cardiotorácicas.
- Cirurgias do abdome superior.
- Cirurgias em pacientes obesos.
- Cirurgias em pacientes com distensão abdominal.
- Insuficiência respiratória de qualquer etiologia.
- Síndrome da angústia respiratória aguda (SARA).
- Doenças pulmonares que diminuam a complacência pulmonar.
- Edema pulmonar cardiogênico.
- Após recrutamento alveolar.

Valores de PEEP em cães 2-10 cmH_2O
Valores de PEEP em gatos 2-4 cmH_2O

- Estes valores vão depender do porte do animal. Nos cães e gatos menores, a caixa torácica é mais leve e, assim, os pulmões se expandem com mais facilidade e não necessitam de pressões altas para mantê-los abertos. Porém em cães grandes, obesos e braquicefálicos, o oposto pode ocorrer.

DRIVING PRESSURE

Esta variável é a diferença entre a pressão dentro dos pulmões, conhecida como pressão de platô e a PEEP, ou seja, ela demonstra a relação entre o volume corrente e a complacência estática do sistema respiratório. A DP é a responsável pela distensibilidade pulmonar e sua relação com a complacência pulmonar é inversamente proporcional:

Quanto menor a complacência pulmonar, maior a *driving pressure* e vice-versa.

$$\text{DP} = \text{Pressão de platô} - \text{PEEP}$$

Lembrando que a complacência estática é a medida de distensibilidade pulmonar, ou seja, é a capacidade que os pulmões têm de se distender para cada unidade de pressão que se coloca nele. Assim, temos que:

$$\text{Complacência estática} = \frac{\text{Volume}}{\text{Pressão de platô} - \text{PEEP}}, \text{ logo:}$$

$$\text{Complacência estática} = \frac{\text{Volume}}{\text{DP}}$$

Baixa complacência: são necessários maiores valores de pressão para abrir os pulmões, pois estes estão mais "duros"; logo, precisam de maior *driving pressure.*

Alta complacência: são necessários menores valores de pressão para abrir os pulmões, pois estes estão mais "moles"; logo, precisam de menor *driving pressure.*

No homem, valores de DP maiores que 15 cmH_2O foram associados com maior taxa de mortalidade em pacientes com SARA, porém esses valores ainda não foram determinados para os animais.

Valores normais de complacência estática em cães e gatos:
1,2-1,5 $mL/kg/cmH_2O$

Valores normais de *driving pressure* em cães e gatos:
5-10 cmH_2O

RECRUTAMENTO ALVEOLAR[1,2]

O recrutamento alveolar consiste em manobras realizadas com a finalidade de abrir alvéolos colapsados ou atelectásicos.

A atelectasia é uma consequência do relaxamento da caixa torácica sobre os pulmões que ocorre durante a indução da anestesia. Pode piorar com o decúbito e a utilização de bloqueadores neuromusculares, pois estes intensificam o relaxamento muscular, favorecendo também a compressão do diafragma pelas vísceras abdominais.

O uso de oxigênio (O_2) puro (100%) durante tempo maior que uma hora sob anestesia ou ventilação controlada na terapia intensiva também tende a ocasionar atelectasias por reabsorção total do O_2.

Os tipos de manobras mais comumente realizadas em nossa prática clínica são a titulação pela PEEP e a insuflação sustentada.

Titulação pela pressão expiratória final positiva

Esta manobra visa à aplicação da PEEP de forma progressiva e regressiva, como se fosse uma escada.

Os valores podem ser 2, 4, 6, e 8 cmH_2O ascendente e depois de 8, 6 e 4 cmH_2O descendente em cães pequenos e gatos (Figura 1) ou 5, 7, 10 e 12 cmH_2O ascendente e 12, 10 e 7 cmH_2O descendente em cães grandes (Figura 2). Importante lembrar de sempre fixar um valor de PEEP ao final para a manutenção dos alvéolos abertos após o recrutamento.

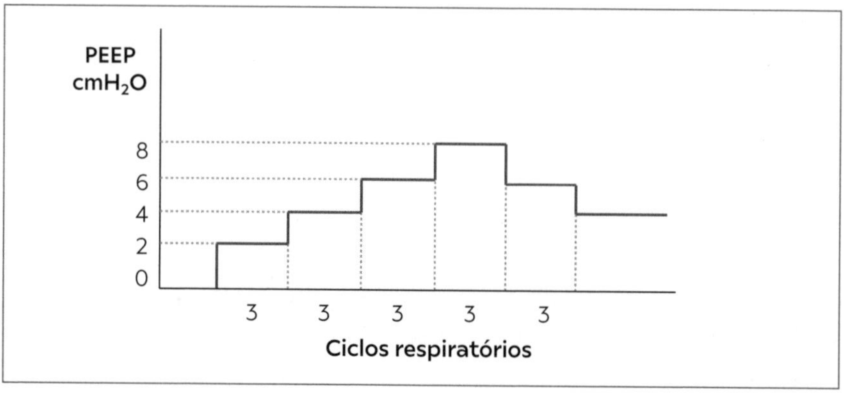

FIGURA 1 Escalonamento da pressão expiratória final positiva em cães e gatos pequenos.

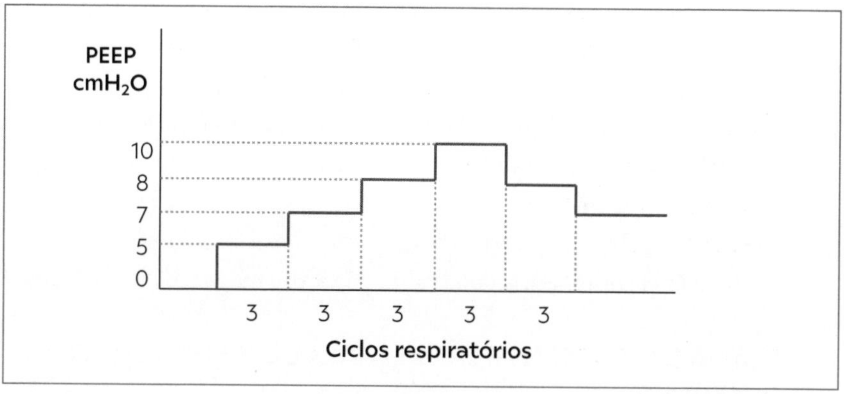

FIGURA 2 Escalonamento da pressão expiratória final positiva em cães grandes.

Insuflação sustentada

Este tipo de manobra visa a uma elevação da pressão inspiratória de uma única vez ou, 2 a 3 vezes consecutivas, com duração de 10 segundos cada e intervalo também de 10 segundos entre elas. Importante lembrar de sempre setar a PEEP ao final para manutenção dos alvéolos abertos após o recrutamento.

Efeitos negativos das manobras de recrutamento alveolar:

Queda do débito cardíaco
Queda da pressão arterial

Em razão dos efeitos negativos que as manobras de recrutamento alveolares podem causar por consequência do aumento de pressão intratorácica, comprimindo o coração e vasos sanguíneos dessa região, os pacientes devem estar normovolêmicos para recebê-las.

VENTILAÇÃO PROTETORA

A ventilação protetora deve ser usada com o intuito de proteger os pulmões contra as possíveis lesões que o ventilador mecânico pode causar. Para isso, deve-se:[1,3]

- Evitar usar volumes correntes acima de 10 mL/kg.
- Evitar pressões elevadas e não ultrapassar 30 cmH_2O de pressão de platô.
- Utilizar PEEP para evitar lesão por abertura e fechamento cíclico dos alvéolos.
- Realizar recrutamento alveolar somente quando necessário, ou seja, somente quando a relação PaO_2/FiO_2 for menor que 300, mesmo após incremento da FiO_2.
- Evitar FiO_2 elevada quando desnecessário (ideal 50 a 60%).
- A frequência respiratória pode variar de 15 a 30 movimentos por minuto.

RETIRADA DO PACIENTE DO VENTILADOR MECÂNICO OU DESMAME

A retirada do paciente da ventilação controlada deve ser gradual:[1,4,5]

1. Redução da sedação ou da anestesia, pois são fatores depressores do sistema nervoso central.
2. Reversão do bloqueio neuromuscular.
3. Passar para a modalidade assistida quando o paciente iniciar o estímulo respiratório, ou seja, para SIMV ou PS.
4. Redução gradual da FiO_2.
5. Ideal volume corrente espontâneo maior ou igual a 5 mL/kg e SpO_2 > 95% a uma FiO_2 de 40 a 30%.

REFERÊNCIAS

1. Ambrósio A, Fantoni D. Ventilação Mecânica em Medicina Veterinária. 1ª Ed, Barueri: SP: Manole, 2023.
2. Canfrán S, Gómez de Segura IA, Cediel R, García-Fernández J. Effects of a stepwise lung recruitment manoeuvre and positive end-expiratory pressure on lung compliance and arterial blood oxygenation in healthy dogs. Vet J. 2012;194(1):89-93.
3. Karalapillai D, Weinberg L, Peyton P, Ellard L, Hu R, Pearce B, et al. Effect of Intraoperative Low Tidal Volume vs Conventional Tidal Volume on Postoperative Pulmonary Complications in Patients Undergoing Major Surgery: A Randomized Clinical Trial. JAMA. 2020;324(9):848-58.
4. Cagle LA, Hopper K, Epstein SE. Indications and outcome associated with positive-pressure ventilation in dogs and cats: 127 cases. J Vet Emerg Crit Care (San Antonio). 2022;32(3):365-75.
5. Hoareau GL MM, DC S. Indication, management, and outcome of brachycephalic dogs requiring mechanical ventilation. J Vet Emerg Crit Care. 2011;21(3):226-35.

14

Interpretação da gasometria arterial em anestesia

Aline Magalhães Ambrósio
Helena de La Torre Batista de Oliveira
Ivy Cury Andrade
Paula Caro Ferian

INTRODUÇÃO E FISIOLOGIA

Equilíbrio ácido-base é o termo utilizado para descrever a maneira como o organismo mantém um pH relativamente constante mesmo com a produção contínua de metabólitos, fundamental para a homeostase. O balanço ácido-base se reflete no pH e no fluido extracelular.

Para manter o equilíbrio ácido-base, o organismo conta com sistemas-tampão, que buscam minimizar as mudanças de concentração de íons H^+ e, portanto, mudanças de pH. Dentre eles, o sistema tampão do bicarbonato (HCO^{3-}) representa o tampão extracelular mais importante. A Tabela 1 apresenta os valores considerados normais de pH e bicarbonato para os cães e gatos.

Sistema-tampão do bicarbonato

$$CO_2 + H_2O <-> H_2CO_3 <-> H^+ + HCO^{3-}$$

Gás carbônico | Ácido carbônico | Bicarbonato

O funcionamento renal e pulmonar é essencial para a manutenção do equilíbrio ácido-base e contribui diretamente para os mecanismos compensatórios diante de uma redução ou umento do pH (acidemia e alcalemia, respectivamente).

TABELA 1 Valores de referência para hemogasometria arterial de cães e gatos

	Unidade	Cão	Gato
pH		7,35-7,45	7,31-7,46
PO_2	mmHg	80-105	95-115
SO_2	%	95	95
PCO_2	mmHg	32-43	26-36
HCO^{3-}	mEq/L	18-26	14-22
Excesso de base ou déficit de base		+5 a −5	+4 a −4
Anion gap	mEq/L	12-25	17-31
Lactato	Mmol/L	< 2	< 2

Fonte: adaptado de Di Bartola, 2011.[2]

A acidose é o processo pelo qual ocorre a acidemia e pode ser respiratória, por redução da eliminação de CO_2 alveolar, ou metabólica, por aumento da quantidade de ácidos no organismo ou falta de bases (p. ex., bicarbonato).

A alcalose é o processo pelo qual ocorre a alcalemia, e pode ser respiratória, por aumento da eliminação de CO_2 alveolar, ou metabólica, por aumento da quantidade de bases ou falta de ácidos.

A regulação respiratória, que controla a eliminação de CO_2 e, consequentemente, modera a quantidade de ácido carbônico e a concentração de íons H^+ no plasma, é de ação rápida.

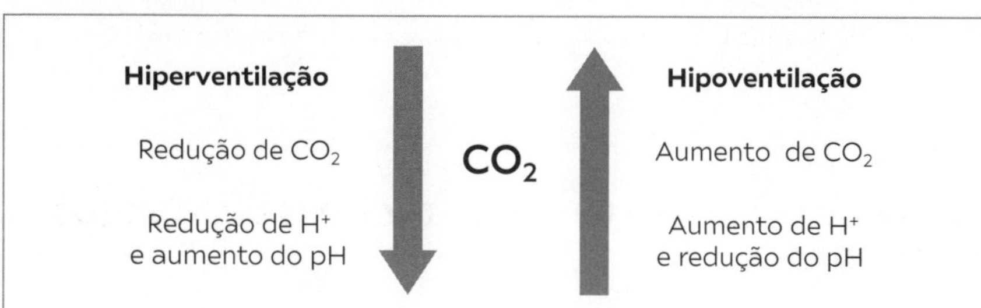

A regulação renal é de início mais lento, somente se efetiva após algumas horas e demora alguns dias para compensar as alterações existentes. Porém, é o mecanismo definitivo de ajuste na maioria dos desequilíbrios ácido-básicos de

origem metabólica, regulando a concentração de íons H^+ no líquido extracelular por secreção de H^+ e reabsorção e reconstituição de bicarbonato.

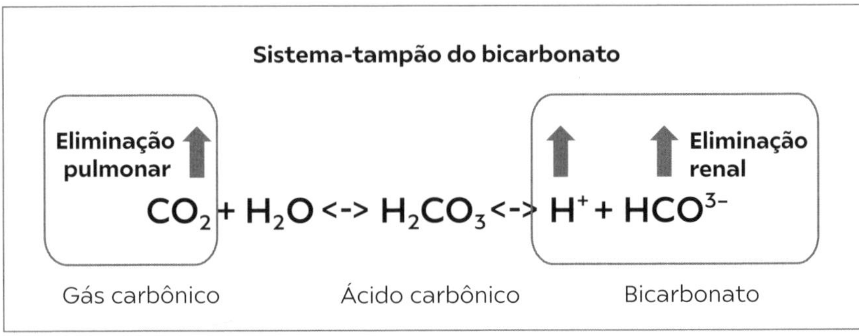

De forma geral, entende-se que o organismo compensa as alterações do equilíbrio ácido-base regulando CO_2, H^+ e bicarbonato em direção ao processo inverso: em uma situação de doença em que ocorra acidose metabólica, compensará com alterações direcionadas a uma alcalose respiratória. O mesmo ocorre nos demais desequilíbrios.

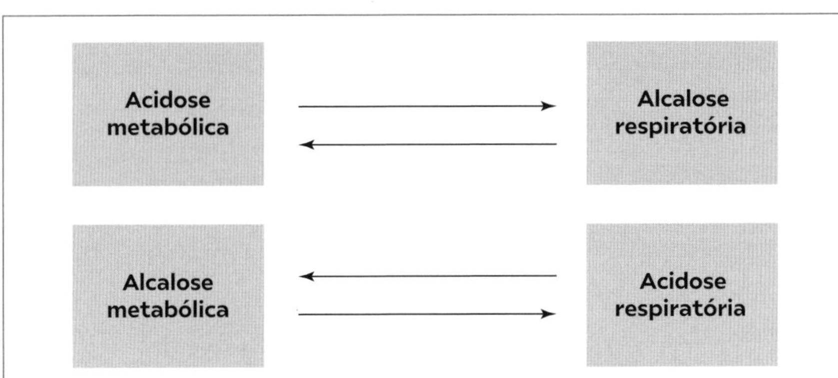

CAUSAS E TRATAMENTO DOS PRINCIPAIS DISTÚRBIOS ÁCIDO-BASE

São causas de acidose metabólica:

- Aumento da produção de ácidos não voláteis, que supera a capacidade de neutralização ou de eliminação do organismo.

- Ingestão de substâncias ácidas.
- Perdas excessivas de bases do organismo.
- Dificuldade de eliminação de ácidos fixos.
- Choque e hipotensão arterial.
- Diabetes descompensado.
- Cirurgias prolongadas.
- Insuficiência renal.
- Diarreias.
- Obstrução intestinal alta.

O tratamento da acidose metabólica consiste fundamentalmente na eliminação das causas de hipóxia, mas a reversão do processo depende da correção das causas básicas da acidose. O tratamento inclui:

- Reposição hídrica e volêmica.
- Normalização do débito cardíaco.
- Correção da hipotensão arterial.
- Administração de bicarbonato de sódio.

Nos casos em que a reposição de bicarbonato é indicada, o cálculo de dose se faz conforme a fórmula:

$$\text{mEq} = \text{peso (kg)} \times 0{,}3 \times \text{déficit de bases}$$

0,3: 30% do peso em relação ao líquido extracelular (LEC).
Déficit de bases: quantidade de base para elevar o pH a 7,4 para cada litro de LEC.

A reposição deve se iniciar com um terço a metade da dose calculada, e é necessário reavaliar a necessidade de continuar a reposição com nova gasometria a cada 15 minutos.

São causas de alcalose metabólica:

- Ganho excessivo de bases:
  - Administração em excesso de bases, sob a forma de bicarbonato de sódio, com o intuito de tamponar acidose preexistente.

- Perda de ácidos ou íons hidrogênio:
  - Bastante comum na estenose pilórica, em que os vômitos produzidos pela dilatação do estômago eliminam grande quantidade de ácido clorídrico.
  - Uso imoderado de diuréticos, que acentua a eliminação de íons hidrogênio pela urina.

Nas alcaloses, os íons hidrogênio e potássio são trocados pelos íons sódio; pode, portanto, ocorrer hipopotassemia associada.

De modo geral, a alcalose metabólica é leve ou moderada e não requer tratamento especial. A remoção de sua causa é pertinente, quando possível. A reposição líquida nos casos de estenose pilórica com frequência contribui para normalizar o total das bases. O uso mais moderado dos diuréticos e a administração de cloreto de potássio tendem a normalizar os demais quadros.

As causas de acidose respiratória resultam de hipoventilação, que, por sua vez, pode ter origem no sistema nervoso central ou em alterações toracopulmonares.

São causas com origem no sistema nervoso central:

- Traumatismos craniencefálicos.
- Intoxicações exógenas.
- Comas de qualquer natureza.
- Resíduo de drogas depressoras.
- Lesão medular.
- Lesão do nervo frênico.
- Bloqueadores neuromusculares.

Os traumatismos cranioencefálicos, o coma barbitúrico e outros tipos de coma podem produzir insuficiência respiratória por alterações do controle neuromuscular da respiração ou por interferência na função do centro respiratório.

São causas toracopulmonares:

- Obstrução das vias aéreas altas.
- Atelectasias.
- Pneumonias extensas.

- Derrame pleural.
- Pneumotórax extenso ou hipertensivo.
- Afogamento.
- Traumatismo torácico.
- Hipercapnia permissiva.

O tratamento da acidose respiratória depende da causa e da severidade do distúrbio. Consiste em:

- Estímulo para a ventilação pulmonar.
- Eliminação de secreções broncopulmonares.
- Intubação traqueal.
- Ventilação mecânica. É importante ressaltar que, quando utilizada, deve ser cuidadosamente conduzida e monitorizada. A ventilação mecânica inadequada também pode ser causa de hipoventilação e retenção de dióxido de carbono, com produção de acidose respiratória.

As causas de alcalose respiratória são consequentes da hiperventilação pulmonar, que podem ou não ser secundárias a doença pulmonar. São exemplos:

- Resposta quimiorreceptora por hipoxemia.
- Disfunção do sistema nervoso central.
- Compensação ventilatória de acidose metabólica.
- Ventilação mecânica.
- Dor.
- Febre.
- Sepse.

Em geral, os quadros de alcalose respiratória são leves e de baixa gravidade e o tratamento em todos os casos consiste em remover a causa da hiperventilação. Nos casos mais severos pode ocorrer a hipopotassemia, capaz de gerar arritmias cardíacas, pela entrada rápida de potássio nas células em troca pelos íons hidrogênio. Os valores normais de potássio para cães e gatos estão descritos na Tabela 2.

TABELA 2 Eletrólitos componentes do plasma sanguíneo de cães e gatos

	Unidade	Cão	Gato
Sódio	mEq/L	143-148	147-156
Potássio	mEq/L	3,5-5,5	3,5-5,5
Cloreto	mEq/L	107-115	111-123
Cálcio total	mmol/L	2,2-3,8	2,0-2,6
Cálcio iônico	mmol/L	1,2-1,5	1,1-1,4

Fonte: adaptada de Di Bartola, 2011.[2]

Os casos mais frequentes de alcalose respiratória severa são secundários à ventilação mecânica prolongada. Nestes casos, o tratamento consiste em ajustar os controles do aparelho, adequando a ventilação às necessidades do paciente.

AVALIAÇÃO DA OXIGENAÇÃO

A gasometria arterial também permite a avaliação da oxigenação antes da extração significativa para os tecidos, permitindo avaliar a função pulmonar, o que não é possível com a gasometria venosa.

Considera-se hipoxemia quando a PaO_2 está abaixo de 80 mmHg, e, em caso de PaO_2 menor que 60 mmHg, considera-se hipoxemia com risco à vida do paciente.

São causas de hipoxemia durante a anestesia:

- **Baixo oxigênio inspirado:** falha de funcionamento do ventilador e sonda endotraqueal e esgotamento do cilindro de oxigênio.
- **Hipoventilação:** anestesia profunda, obstrução de via aérea, distensão abdominal exagerada, pneumotórax ou efusão pleural e tórax instável.
- **Mistura venosa (falha da hematose):** doença pulmonar difusa, atelectasia, alterações de ventilação/perfusão e *shunt* direita-esquerda (p. ex., persistência de ducto arterioso).

PASSO A PASSO PARA A INTERPRETAÇÃO DA GASOMETRIA ARTERIAL

Interpretação da gasometria arterial – cães

1. pH

- ↑ Alcalose: > 7,45
- **7,35-7,45**
- ↓ Acidose: < 7,35

2. $PaCO_2$

- ↑ Acidose respiratória: > 45
- **35-45**
- ↓ Alcalose respiratória: < 35

Se a $PaCO_2$ condiz com o pH: origem respiratória

Se a $PaCO_2$ não condiz com o pH: metabólica ou distúrbio misto

3. HCO^{3-}

- ↑ Alcalose metabólica: > 28
- **18-27**
- ↓ Acidose metabólica: < 22

4. Excesso de bases

- ↑ Alcalose metabólica: > 5
- **-5-+5**
- ↓ Acidose metabólica: < -5

Avaliação da oxigenação

< 80 mmHg: Hipoxemia

< 60 mmHg: Hipoxemia com risco à vida

Quanto maior a FiO_2 maior a PaO_2 esperada

FiO_2 (%)	**PaO_2 (mmHg)**
21% →	80
40% →	200
60% →	300
80% →	400
100% →	500

Fonte: adaptado de Haskins, 2015.[1]

Interpretação da gasometria arterial – gatos

1. pH

↑ Alcalose
> 7,45

7,18-7,46

↓ Acidose
< 7,35

2. $PaCO_2$

↑ Acidose respiratória
> 45

35-45

↓ Alcalose respiratória
< 35

Se a $PaCO_2$ condiz com o pH: origem respiratória

Se a $PaCO_2$ não condiz com o pH: metabólica ou distúrbio misto

3. HCO^{3-}

↑ Alcalose metabólica
> 28

16-24

↓ Acidose metabólica
< 22

4. Excesso de bases

↑ Alcalose metabólica
> 5

–4-+4

↓ Acidose metabólica
< –5

Avaliação da oxigenação

< 80 mmHg
Hipoxemia

< 60 mmHg
Hipoxemia com risco à vida

Quanto maior a FiO_2 maior a PaO_2 esperada

FiO_2 (%)	PaO_2 (mmHg)
21%	80
40%	200
60%	300
80%	400
100%	500

Fonte: adaptado de Haskins, 2015.[1]

REFERÊNCIAS

1. Haskins SC. Monitoring anesthetized patients. In: Grimm KA, et al., eds. Veterinary anesthesia and analgesia: the fifth edition of Lumb and Jones. Ames: Wiley-Blackwell; 2015. p.86-113.
2. Di Bartola SP. Fluid, electrolyte, and acid-base disorders in small animal practice. St Louis: Saunders; 2011.

15

Anestesia regional

Patrícia Bonifácio Flor
Guilherme Santos Souza
Aline Magalhães Ambrósio

INTRODUÇÃO

A anestesia regional emprega fármacos e técnicas com a finalidade de bloquear a transdução, transmissão e modulação do estímulo nociceptivo na medula espinhal, impedindo que esse estímulo chegue ao córtex somatossensorial. Dessa forma, proporciona ao paciente conforto durante e após o procedimento.

Tais bloqueios são obtidos pelo depósito de um anestésico local em torno de um nervo ou um grupo de nervos, sendo capaz de bloquear a condução nervosa de maneira reversível, produzindo perda da sensação dolorosa (bloqueio de nervo sensitivo) e paralisia da região inervada (bloqueio de nervo motor).

Dentre as técnicas de anestesia regional utilizadas na rotina do Serviço de Anestesia do Departamento de Cirurgia do Hospital Veterinário da Faculdade de Medicina Veterinária e Zootecnia da Universidade de São Paulo (Hovet-FMVZ USP), podem-se citar as descritas na Tabela 1.

Considerações sobre as vantagens e desvantagens do emprego de bloqueios regionais em pequenos animais:[1]

- Reduzem a dose dos agentes anestésicos gerais e da resposta ao estresse cirúrgico.
- Recuperação e alta precoces.
- Menor necessidade de ventilação controlada no pós-operatório.
- Maior estabilidade cardiovascular.

TABELA 1 Técnicas de anestesia regional – Hovet-FMVZ USP

Para procedimentos odontológicos	Bloqueio do nervo infraorbitário Bloqueio da região maxilar Bloqueio do nervo mentoniano Bloqueio da região mandibular
Para procedimentos oftalmológicos	Anestesia do globo ocular intraconal Anestesia do globo ocular extraconal
Bloqueios dos nervos de tórax e abdome	Bloqueio dos nervos da parede abdominal no plano transverso profundo (*TAP block*) Bloqueio dos nervos no plano serrátil Bloqueio do plano eretor da espinha Bloqueio dos nervos intercostais
Bloqueios de membros torácicos	Bloqueio do plexo braquial
Bloqueios neuroaxiais	Peridural Colocação de cateter peridural
Outras	Anestesia do pudendo

- Ótima analgesia no pós-operatório sem risco de depressão respiratória.
- Retorno mais rápido das funções do sistema gastrointestinal.
- Menor período de permanência do animal na internação.
- Podem causar bloqueio motor profundo.
- Podem não atingir o grau desejado de bloqueio.
- Pode ocorrer disseminação do fármaco para a corrente sanguínea, levando principalmente a afecções no sistema nervoso central, de convulsões a morte.

ANESTESIA REGIONAL PARA PROCEDIMENTOS ODONTOLÓGICOS

Bloqueio do nervo infraorbitário

O bloqueio do nervo infraorbitário é indicado para procedimentos odontológicos e cirúrgicos ou para alívio da dor em casos de lesões ou inflamações na região infraorbitária da face, incluindo os dentes superiores, o lábio superior e a pele adjacente nessa área. Vale lembrar que a área afetada pelo bloqueio do nervo infraorbitário é dependente da quantidade e do grau de difusão do agente anestésico em direção caudal (Figuras 1 e 5).[2]

Anatomia

Nervos alveolares superiores anterior e médio e do nervo infraorbitário (palpebral inferior, nasal lateral e labial superior). Logo, obtém-se a dessensibilização da polpa dos dentes maxilares incisivos, canino, primeiro e segundo pré-molares, osso e tecidos moles adjacentes ipsilaterais, pálpebra inferior, lábio superior e porção lateral da narina. Vale ressaltar que esse tipo de bloqueio não promove analgesia da região palatina, tanto da mucosa quanto do osso, sendo necessária complementação anestésica dessa região por infiltração anestésica ou bloqueio do nervo palatino.

Preparo

- O paciente deve estar anestesiado.
- Realizar antissepsia na região.

Técnica

O forame infraorbitário pode ser facilmente palpado em cães e gatos. No cão, localiza-se dorsal à raiz distal do terceiro pré-molar superior, pela face vestibular. No gato, encontra-se dorsal à região de furca do mesmo dente. A agulha deve ser inserida na mucosa alveolar próxima a essa região, em direção caudal, avançando até a entrada do forame (Figura 1). Uma vez que a agulha atinge a região do forame infraorbitário, o anestésico local é administrado lentamente para garantir uma distribuição eficaz ao redor do nervo.

Material

Seringa, agulha fina, anestésico.

Fármacos empregados

Os anestésicos locais mais comuns utilizados para bloqueio do nervo infraorbitário em cães e gatos incluem a lidocaína e a bupivacaína. A escolha do anestésico depende de vários fatores, incluindo a duração desejada da analgesia e as condições de saúde do paciente (Tabela 1).

Bloqueio da região maxilar

O bloqueio do nervo maxilar é um método eficaz para produzir anestesia profunda de uma hemimaxila, minimizando o volume total de solução anestésica

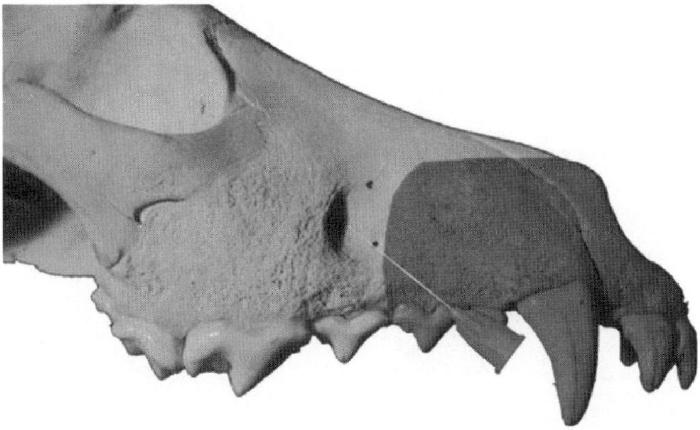

FIGURA 1 Localização do forame infraorbitário em cão e área dessensibilizada pelo bloqueio do nervo infraorbitário (área mais escura).
Fonte: cedida por Fernanda M. Lopes-Kubitza, com permissão.

requerida e o número de perfurações necessárias para promover uma anestesia bem-sucedida em diversos dentes (Figuras 2 e 5).

Anatomia

O bloqueio do nervo maxilar é efetuado na fossa pterigopalatina, dessensibilizando, assim, os ramos desse nervo, que incluem: nervo infraorbitário, nervo alveolar maxilar caudal, nervo pterigopalatino e nervo nasal caudal. Consequentemente, tem-se a anestesia ipsilateral dos dentes maxilares, incluindo os molares, periósteo vestibular e osso maxilar, tecidos moles adjacentes, palatos duro e mole, pele da pálpebra inferior, porção lateral da narina, bochecha e lábio superior.

Preparo

- O paciente deve estar anestesiado.
- Realizar antissepsia na região.

Técnica

A injeção deve ser efetuada exatamente distal ao último dente molar (segundo molar), ao final do processo alveolar do osso maxilar, na junção ventrorrostral do arco zigomático com a maxila. A agulha deve ser inserida adjacente ao último dente molar, na face vestibular, perpendicular ao palato, e avançar até a fossa pterigopalatina, no nível do ápice radicular desse dente (Figura 2).

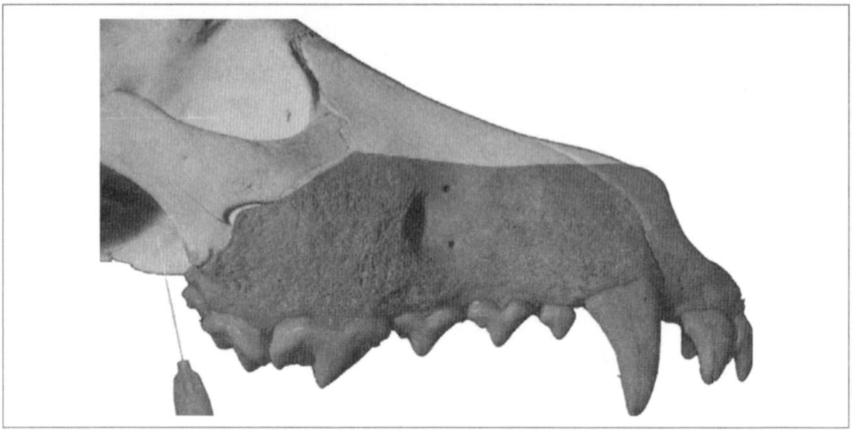

FIGURA 2 Localização da fossa pterigopalatina e área dessensibilizada pelo bloqueio do nervo maxilar em cão (área mais escura).
Fonte: cedida por Fernanda M. Lopes-Kubitza, com permissão.

Material

Seringa, agulha fina, anestésico.

Fármacos empregados

Os anestésicos locais mais comuns utilizados para bloqueio do nervo infraorbitário em cães e gatos incluem a lidocaína e a bupivacaína. A escolha do anestésico depende de vários fatores, incluindo a duração desejada da analgesia e as condições de saúde do paciente.

Bloqueio do nervo mentoniano

O bloqueio do nervo mentoniano promove a anestesia da região rostral da mandíbula, sendo uma alternativa ao bloqueio alveolar inferior nos casos em que o tratamento se limita a essa região (Figuras 3 e 5).

Anatomia

Esse bloqueio promove a dessensibilização ipsilateral dos dentes incisivos, canino, primeiro e segundo pré-molares inferiores, tecidos moles adjacentes, lábio inferior e pele do mento, sendo indicado em procedimentos que exijam anestesia pulpar dos dentes mencionados e para a realização de biópsias e suturas de tecidos moles da região mentoniana. Eventualmente se faz necessário o bloqueio do nervo mentoniano contralateral, haja vista a existência de sobreposição de fibras nervosas tanto da mandíbula esquerda quanto da direita.

Preparo

- O paciente deve estar anestesiado.
- Realizar antissepsia na região.

Técnica

A localização do nervo mentoniano médio varia discretamente dependendo da raça, do porte e da espécie animal. No cão, o forame mentoniano médio localiza-se distal ao frênulo labial, no terço ventral da mandíbula, em sua face vestibular, exatamente mesial e ventral à raiz mesial do dente segundo pré-molar. Geralmente, o forame pode ser palpado. A injeção deve ser aplicada exatamente ventral à raiz mesial do dente segundo pré-molar, na submucosa, em direção rostrocaudal, exatamente após o frênulo. Avança-se até a abertura do forame, aspira-se o conteúdo para certificar a localização fora de vaso sanguíneo, e injeta-se o agente lentamente, exercendo pressão digital sobre o foco de injeção durante 60 segundos para garantir a máxima difusão do anestésico para o canal mandibular (Figura 3).

No gato, o forame localiza-se no nível do frênulo labial, e a injeção pode ser efetuada no bordo rostral do frênulo, a média distância entre os bordos dorsal e ventral da mandíbula.

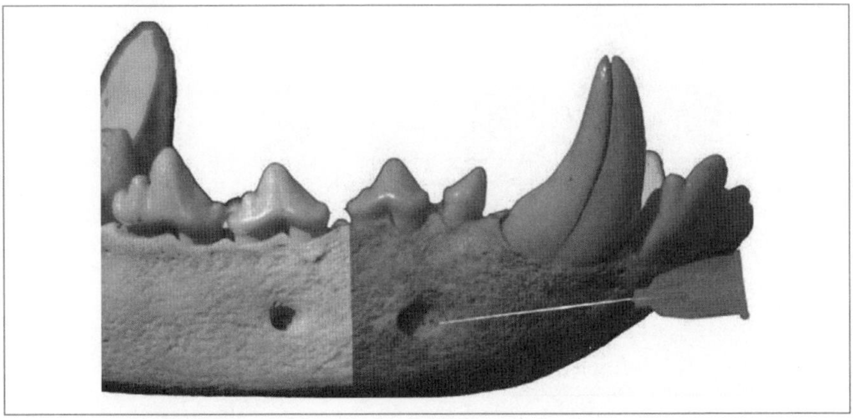

FIGURA 3 Localização do forame mentoniano e área dessensibilizada pelo bloqueio do nervo mentoniano em cão (área mais escura).

Fonte: cedida por Fernanda M. Lopes-Kubitza, com permissão.

Material

Seringa, agulha fina, anestésico.

Fármacos empregados

Os anestésicos locais mais comuns utilizados para bloqueio do nervo infraorbitário em cães e gatos incluem a lidocaína e a bupivacaína. A escolha do anestésico depende de vários fatores, incluindo a duração desejada da analgesia e as condições de saúde do paciente (Tabela 1).

Bloqueio da região mandibular

Anatomia

O bloqueio do nervo alveolar inferior promove a dessensibilização ipsilateral do osso mandibular, dentes inferiores até a linha média, mucoperiósteo vestibular e tecidos moles adjacentes, assoalho da cavidade oral e dos dois terços anteriores da língua, sendo indicado em procedimentos como mandibulectomias e extrações múltiplas (Figuras 4 e 5).

Preparo

- O paciente deve estar anestesiado.
- Realizar antissepsia na região.

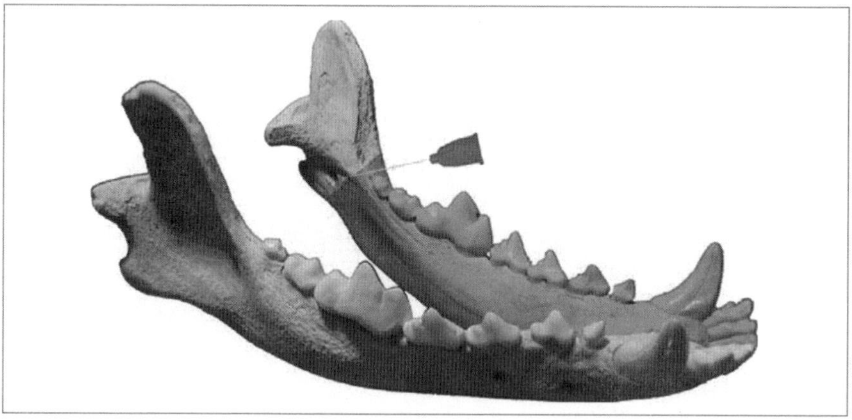

FIGURA 4 Localização do forame mandibular e área dessensibilizada pelo bloqueio do nervo alveolar inferior em cão (área mais escura).

Fonte: cedida por Fernanda M. Lopes-Kubitza, com permissão.

Técnica

O forame mandibular pode ser palpado por dentro da cavidade oral. No cão, localiza-se nas faces lingual da mandíbula, rostral e ventral ao ponto médio (ou a dois terços da distância) de uma linha imaginária traçada entre o processo angular e o bordo dorsal da mandíbula, exatamente distal ao último molar (o terceiro). No gato, encontra-se ventral a média distância de uma linha imaginária traçada entre o processo angular e o bordo dorsal da mandíbula exatamente distal ao dente primeiro molar, na face lingual da mandíbula. O processo angular pode ser palpado externamente como a projeção mais ventral e caudal da mandíbula. A agulha é inserida pelo lado medial da mandíbula, paralelamente à linha imaginária descrita anteriormente, e avançada até o nível do forame (Figura 4). A precisão do local de deposição do fármaco (precisamente a 1 mm do nervo-alvo) é fundamental para o sucesso da anestesia. Nesse bloqueio, não é possível entrar no forame; logo, o anestésico é injetado próximo a ele, difundindo-se pela região.

A aplicação mais próxima possível do forame minimiza a possibilidade de anestesiar outras estruturas, como o nervo glossofaríngeo, responsável pela inervação da língua. A proximidade do nervo alveolar inferior com o nervo lingual (ambos ramos do nervo mandibular) também pode acarretar a dessensibilização desse nervo. Nesses casos, deve-se ter particular atenção a possíveis traumatismos da língua no pós-operatório pelo próprio paciente, por mordedura. As principais complicações decorrentes do bloqueio do nervo

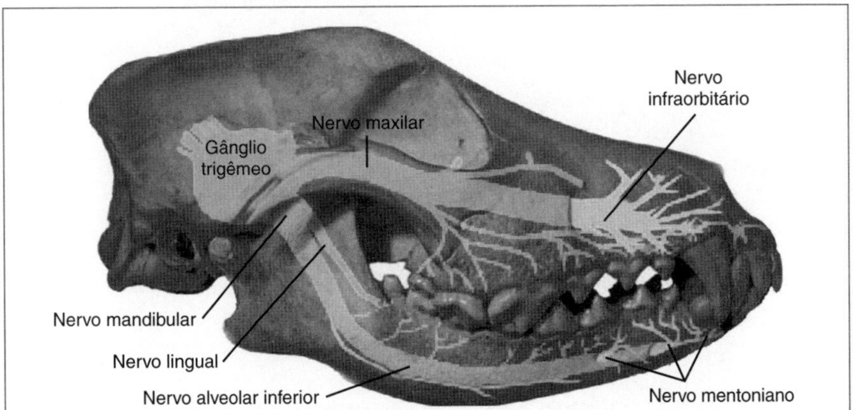

FIGURA 5 Localização anatômica dos principais nervos envolvidos nos bloqueios anestésicos odontológicos em cães (áreas mais escuras).

Fonte: cedida por Fernanda M. Lopes-Kubitza, com permissão.

alveolar inferior consistem no trismo (dor muscular ou movimento limitado da boca, decorrente de injeção intramuscular no músculo pterigóideo medial) e na paralisia facial transitória (introdução muito profunda da agulha, levando à anestesia do nervo facial).

Material

Seringa, agulha fina, anestésico.

Fármacos empregados

Os anestésicos locais mais comuns utilizados para bloqueio do nervo infraorbitário em cães e gatos incluem a lidocaína e a bupivacaína. A escolha do anestésico depende de vários fatores, incluindo a duração desejada da analgesia e as condições de saúde do paciente (Tabela 1).

TABELA 1 Agentes anestésicos e doses empregadas na anestesia para procedimentos odontológicos

Agente anestésico	Dose/volume recomendados	Dose máxima	Período de latência (minutos)	Período hábil	
				Pulpar (minutos)	Tecidos moles (horas)
Lidocaína 2%	Cão 2-4 mg/kg	5 mg/kg	1,5-2	30	1-2
	Gato 1 mg/kg	1 mg/kg			
Bupivacaína 0,5%	0,5-2 mg/kg 0,1-0,5 mL/kg	2 mg/kg	6-10	90-120	4-6 (até 12)
Ropivacaína 0,75%	0,5-2 mg/kg	2 mg/kg	8-10	90-120	4-6 (até 12)

ANESTESIA REGIONAL PARA PROCEDIMENTOS OFTALMOLÓGICOS

O objetivo desses bloqueios é insensibilizar o globo ocular e os tecidos anexos. Vale ressaltar que esses bloqueios são realizados quando a enucleação está indicada.[3]

Anestesia do globo ocular: bloqueio intraconal

A anestesia intraconal consiste na injeção do anestésico dentro do cone periorbital ou musculomembranoso.

Anatomia

O nervo oftálmico é responsável pela inervação sensitiva de uma parte das pálpebras, do globo ocular, da mucosa nasal e de parte da região cutânea frontal. Haverá dessensibilização de globo ocular, córnea e conjuntiva, pálpebra superior e região cutânea frontal. A pálpebra inferior só será insensibilizada se o nervo zigomático for bloqueado.

Preparo

- O paciente deve estar anestesiado.
- Realizar antissepsia na região.

Material

Luva estéril, seringa, agulha Quincke, anestésico.

Complicações ou efeitos adversos

Lesão nervosa iatrogênica, perfuração do globo ocular, reações alérgicas ao anestésico local, intoxicação por sobredose e/ou punção vascular inadvertida.

Técnica

A ultrassonografia permite visualizar os limites do cone periorbital, o nervo óptico e sua bainha, a posição da agulha e a dispersão do anestésico, conferindo ao procedimento maiores eficácia e segurança.

A abordagem é percutânea: a agulha é introduzida com uma orientação paralela ao globo ocular sob a margem óssea do osso frontal e é avançada até entrar em contato com o osso, quando deve ser inclinada a 45 graus e avança para penetrar o espaço intraconal.

Fármacos empregados

Os anestésicos locais mais comuns utilizados incluem a lidocaína e a bupivacaína. A escolha do anestésico depende de vários fatores, incluindo a duração desejada da analgesia e as condições de saúde do paciente.

Anestesia do globo ocular: bloqueio extraconal

A anestesia extraconal, também conhecida como peribulbar, consiste na injeção do anestésico por fora do cone periorbital, considerada uma abordagem mais segura em comparação à abordagem intraconal, com menor probabilidade de dano do nervo óptico. O objetivo desse bloqueio é promover acinesia, midríase, controle da pressão, controle do reflexo oculocardíaco e analgesia peri e pós-operatória.[3]

Anatomia

No cão a órbita é incompleta; por essa particularidade, a estrutura retrobulbar mais importante é a periórbita, que contém o globo ocular, os músculos extrínsecos do olho e as estruturas vasculares e nervosas. Os pontos de referência para a realização desse bloqueio são a margem óssea da órbita e o canto palpebral lateral e medial, assim como o bulbo ocular.

Preparo

- O paciente deve estar anestesiado.
- Realizar antissepsia na região.

Material

Luva estéril, seringa, campo cirúrgico fenestrado, agulha Quincke, anestésico.

Complicações ou efeitos adversos

Lesão nervosa iatrogênica, hemorragia peribulbar, perfuração do globo ocular, reações alérgicas ao anestésico local, intoxicação por sobredose e/ou punção vascular inadvertida.

Técnica

A abordagem é percutânea. São dois os locais de punção para a realização desse bloqueio: no canto dorsomedial do olho e no canto ventrolateral. A agulha é introduzida na porção dorsomedial do olho de maneira a posicionar sua ponta na metade do globo ocular, no espaço extraconal; depois de assegurar uma punção extravascular, injeta-se o anestésico. O mesmo procedimento é realizado na posição ventrolateral do globo ocular.

Fármacos empregados

Os anestésicos locais utilizados incluem a lidocaína e a bupivacaína. A escolha do anestésico depende de vários fatores, incluindo a duração desejada da analgesia e as condições de saúde do paciente.

Bloqueios neuroaxiais

Os bloqueios neuroaxiais têm uma gama de indicações na veterinária. Tradicionalmente têm sido empregados como parte integrante do protocolo anestésico para cirurgia de cavidade, região hipogástrica, de membros pélvicos e região perineal.

As abordagens neuroaxiais são peridural ou intratecal. A abordagem peridural (epidural) é bem difundida na veterinária e consiste na injeção de um anestésico local entre o ligamento amarelo e a dura-máter com a finalidade de bloquear as raízes dos nervos espinhais da região em que o fármaco foi depositado (Figura 6). No que tange à abordagem intratecal (subaracnóidea, raquianestesia, espinhal), os agentes anestésicos bloquearão de forma não seletiva as raízes dos nervos espinhais alojadas no saco dural, sendo pouco empregada na medicina veterinária.[4]

Anatomia

O assoalho do canal vertebral é formado pelas lâminas vertebrais e o ligamento interarqueado ou ligamento amarelo. Esse ligamento se alarga próximo às aberturas intervertebrais. Caudalmente, a medula espinal afila-se em uma estrutura cônica denominada cone medular. Em cães de grande porte, geralmente esse cone estende-se até a junção entre a 6ª e a 7ª vértebras lombares. Em cães menores, o saco dural tipicamente termina no nível de L6 a L7, enquanto em gatos ele se estende caudalmente até o primeiro segmento sacral (Figura 6).

A dura-máter forma um tubo cilíndrico com extensões laterais que acompanham as raízes e nervos espinais à medida que saem do canal vertebral através dos forames intervertebrais. O espaço epidural está localizado entre a dura-máter e os limites do canal vertebral, e contém tecido adiposo e conjuntivo e o plexo venoso vertebral interno. A cauda equina compreende um feixe de fibras nervosas formado pelas raízes do sacro e segmentos caudais, estando localizada no canal dural e caudal a ele, em torno do filo terminal. O membro pélvico é suprido pelos nervos espinais no nível de L3 a S1 (plexo lombossacro). Portanto, o bloqueio segmentar nesse nível é necessário para bloquear todo o membro pélvico.

Preparo

- O paciente deve estar anestesiado.
- Realizar antissepsia na região.

Técnica

Posição do paciente: decúbito esternal com membros posteriores estendidos cranialmente; posição de esfinge.

O local da punção lombossacra fica entre os processos espinhosos dorsais de L7 e S1 (crista sacral medial). A agulha deve ser inserida na linha média caudal do processo espinhoso da L7. A agulha é avançada através da pele e no tecido subcutâneo, do ligamento supraespinhoso e interespinhoso. Ao penetrar o ligamento amarelo, ocorre uma sensação de estalido ao dedo, que identifica o espaço epidural. Em felinos, a abordagem no espaço sacrococcígeo foi descrita para minimizar o risco de punção dural; nessa abordagem, o local da punção será a linha média dorsal entre a 3ª vértebra sacral (S3) e a 1ª vértebra caudal (Cd1), região sacrococcígea.

Para identificar o local correto, procura-se pela perda da resistência. Dentre os métodos para identificar o espaço epidural, podem-se citar: o método da gota suspensa; o emprego de seringas de baixa resistência, como as seringas de vidro; o método do gotejamento contínuo; e a literatura também ressalta a possibilidade de eletroestimulação. Todas as técnicas têm como intuito verificar a perda da resistência quando a agulha adentra o espaço peridural; portanto, qualquer que seja a técnica empregada, deve estar pronta antes de a agulha entrar no espaço peridural, e a perda da resistência deve ser constatada com o avanço da agulha. Embora em muitos casos a assistência de dispositivos eletrônicos (neurolocalização) possa incrementar o grau de certeza de posição correta para a agulha, nenhum método substitui a necessidade de rigoroso treinamento, cujo principal objetivo é fazer com que o operador reconheça com rapidez a perfuração do ligamento amarelo, evitando, a todo custo, avançar no interior do canal epidural, independentemente do ponto de abordagem que se escolha.

Material

Agulhas de Tuohy ou similares foram desenhadas para preservar a integridade da dura-máter em contraste com as agulhas para punção espinal, que foram desenhadas especialmente para perfurá-la. Em razão disso, deve-se evitar a utilização destas últimas quando o objetivo é realizar injeção peridural. É terminantemente contraindicado o uso de agulhas hipodérmicas (Figuras 1 e 2).

Fármacos empregados

Anestésicos locais:

- Cirurgias de curta duração (até 1h): lidocaína.
- Cirurgias mais longas que 1h: bupivacaína ou ropivacaína.

Opioides:

- Morfina: analgesia pós-operatória, longo período de latência (30 min) e de duração (12-24h).
- Fentanil: para auxiliar no início do procedimento quando forem empregados anestésicos locais de maior tempo de latência.

Sugestão de fármacos e doses de acordo com o procedimento cirúrgico:

Cirurgias na região perineal (não diluir):
- Lidocaína 2% (4 mg/kg) + morfina (0,1 mg/kg).
- Ropivacaína 0,75% (1 mg/kg) + morfina (0,1 mg/kg) + fentanil (2 mcg/kg).
- Bupivacaína 0,5% (0,5 mg/kg) + morfina (0,1 mg/kg) + fentanil (2 mcg/kg).

Cirurgias ortopédicas de membros pélvicos (diluição: 0,26 mL/kg):
- Lidocaína 2% (4 mg/kg) + morfina (0,1 mg/kg).
- Ropivacaína 0,75% (1 mg/kg) + morfina (0,1 mg/kg) + fentanil (2 mcg/kg).
- Bupivacaína 0,5% (0,5 mg/kg) + morfina (0,1 mg/kg) + fentanil (2 mcg/kg).

Cirurgias abdominais (ovário-histerectomias) (diluição: 0,30 mL/kg):
- Lidocaína 2% (4 mg/kg) + morfina (0,1 mg/kg).
- Ropivacaína 0,75% (1 mg/kg) + morfina (0,1 mg/kg) + fentanil (2 mcg/kg).
- Bupivacaína 0,5% (0,5 mg/kg) + morfina (0,1 mg/kg) + fentanil (2 mcg/kg).

Contraindicações

As duas principais contraindicações para anestesia epidural ou espinal são coagulopatias e sepse. A possibilidade de lacerar um dos numerosos vasos sanguíneos que atravessam o canal epidural durante a punção pode promover hemorragias graves em pacientes com transtornos de coagulação. O hematoma resultante pode produzir compressão tanto das raízes nervosas localizadas no canal epidural como da própria medula espinal, promovendo diversos graus de lesão, que vão desde paresias até mielomalácias degenerativas irreversíveis. A possibilidade de "carrear" germes até a proximidade da medula espinal contraindica a técnica não apenas em pacientes sépticos, mas também naqueles que apresentam infecções nos tecidos circundantes àqueles por onde deverá passar a agulha de punção. Por último, existe uma série de contraindicações relativas nas quais deverá ser avaliado se a técnica oferece mais benefícios que transtornos potenciais. Algumas dessas situações são pacientes hipotensos, politraumatizados com comprometimento hemodinâmico, indivíduos com lesões medulares preexistentes (hérnias discais) e animais com deformidades do canal espinal, entre outros.

CATETER PERIDURAL

O cateter peridural é de um material biocompatível, radiopaco e descartável que se ajusta à anatomia da coluna vertebral após punção do espaço intervertebral da coluna espinhal (Figura 3, Figura 7).

Técnica

O bisel da agulha deve ser direcionado cranialmente para ajudar na colocação do cateter. Uma vez no espaço epidural, o cateter epidural deve ser alinhado com a mão dominante através da agulha, com atenção às marcas profundas no cateter (quatro marcas sólidas indicam a ponta em que o cateter deve estar saindo da agulha). Avança-se o cateter até o local desejado, depois se retira para a agulha com cuidado para não tirar o cateter do lugar. Na maioria dos casos, não se deve avançar o cateter mais de 5 cm no espaço epidural, em decorrência do risco de ocorrerem dobras e acidentes. Após a retirada da agulha, pode-se realizar a tunelização do cateter.

Material

Agulhas de Tuohy, cateter de epidural (Figuras 8, 9 e 10).

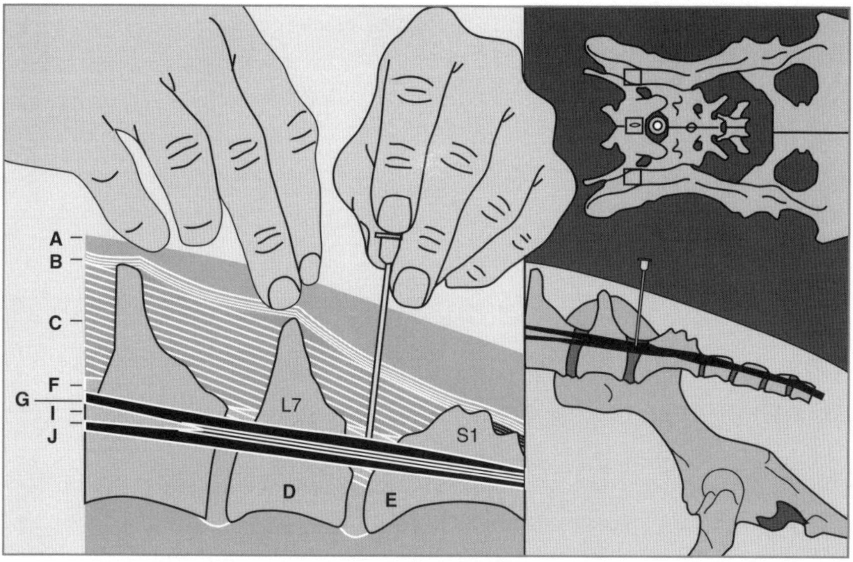

FIGURA 6 Posicionamento da agulha no espaço lombossacro para realização da peridural em cão. A: pele; B: ligamento supraespinhoso; C: ligamento interespinhoso; D: sétima vértebra lombar; E: sacro; F: ligamento amarelo; G: espaço epidural; I: medula espinhal; J: espaço subaracnoide.

Fonte: adaptada de Muir III, 2001.[4]

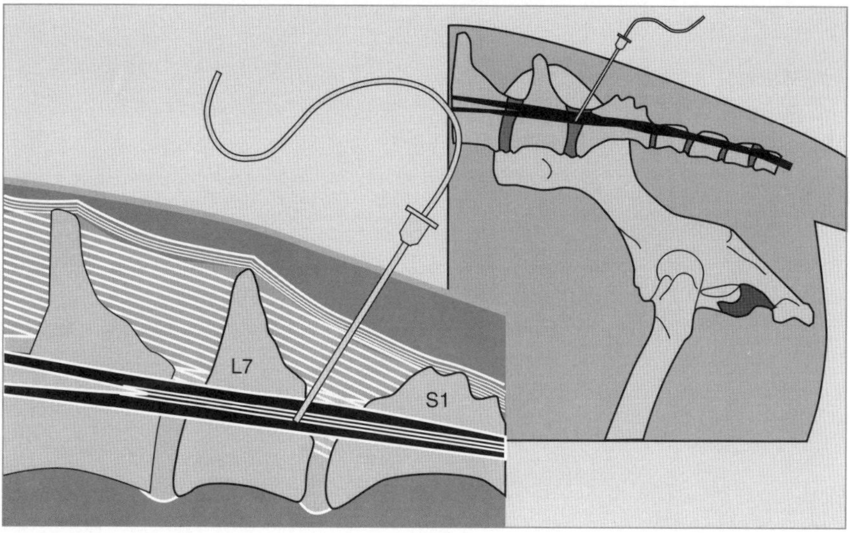

FIGURA 7 Posicionamento do cateter epidural para realização anestesia e/ou analgesia prolongada. L7: sétima vértebra lombar; S1: primeira vértebra sacral.

Fonte: adaptada de Muir III, 2001.[4]

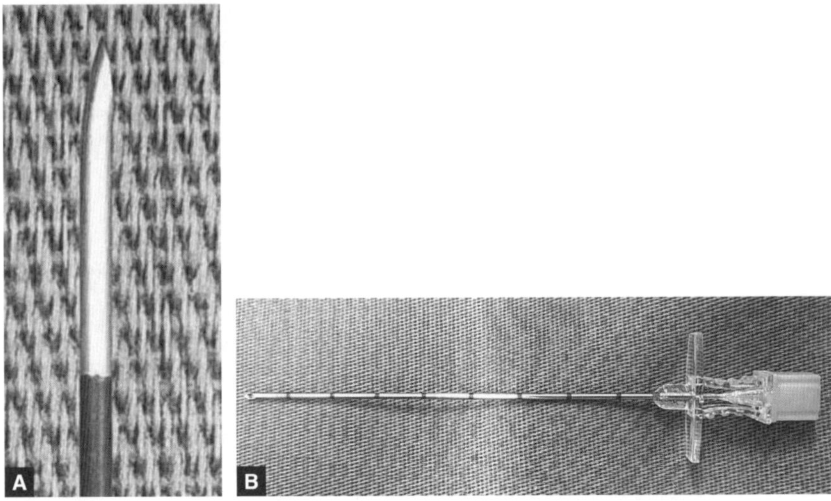

FIGURA 8 A: agulha de Tuohy, utilizada para realização de anestesia epidural. B: ponta romba da agulha epidural, para não perfurar a dura-máter.
Fonte: arquivo pessoal dos autores.

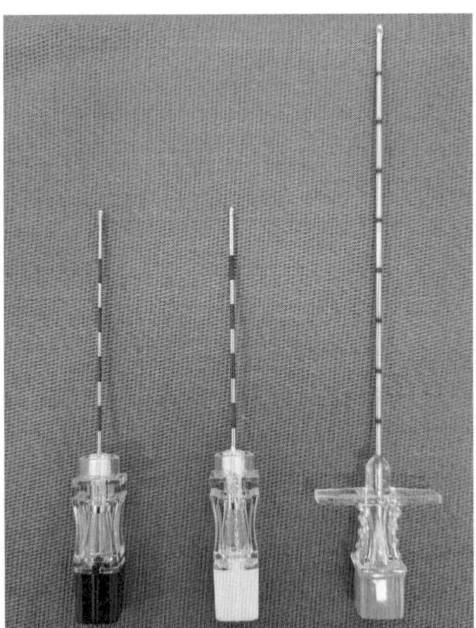

FIGURA 9 Diferentes tamanhos de agulhas de Tuohy: 18G, utilizada para cães de grande a médio porte; 20G, utilizada para cães de pequeno porte e gatos de grande porte; 22G, utilizada para cães de raças Toy e gatos de médio porte.
Fonte: arquivo pessoal dos autores.

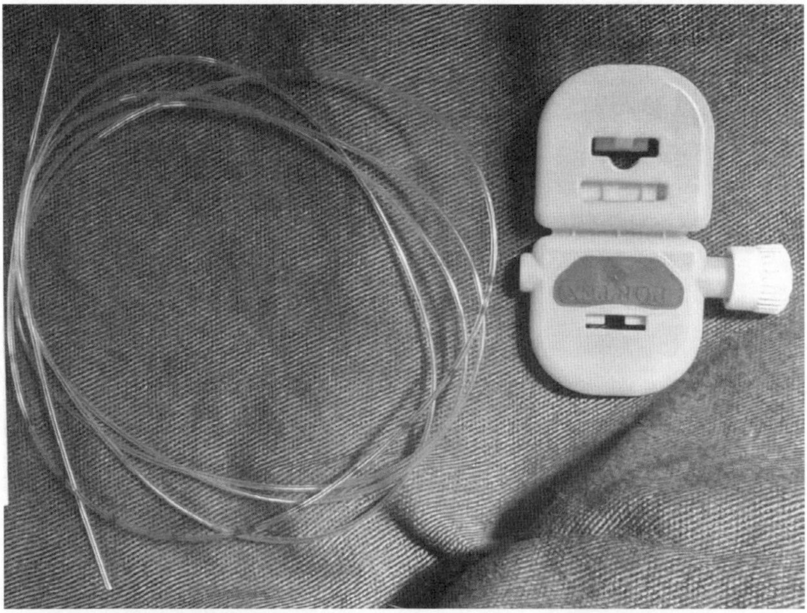

FIGURA 10 Cateter epidural.
Fonte: arquivo pessoal dos autores.

BLOQUEIOS DO PUDENDO

Felinos que apresentam obstrução uretral geralmente manifestam dor associada a distensão vesical, cistite e uretrite, sendo a desobstrução uretral uma das primeiras condutas a serem tomadas. Uma vez que tais pacientes podem apresentar alterações de ritmo cardíaco e hemodinâmicas que contraindiquem a utilização de alguns protocolos anestésicos, o emprego de bloqueios locorregionais auxilia tanto na realização do procedimento em si, em decorrência do relaxamento produzido, como na diminuição da dose dos anestésicos empregados, conferindo maior segurança ao procedimento.[5]

Anatomia

O nervo pudendo fornece inervação motora para os músculos isquiocavernoso, bulboespojoso, retrator do pênis, uretral, constritor da vulva, coccígeo e levantador do ânus e esfíncteres anais internos e externos; e inervação sensitiva, por meio do nervo dorsal do pênis, para a glande.

É o responsável pela inervação somática da uretra; a interrupção de sua condução nervosa proporciona relaxamento do esfíncter uretral externo e analgesia, permitindo, portanto, a realização da massagem peniana e da sondagem uretral com mínimo desconforto para o animal.

Preparo

- O paciente deve estar anestesiado.
- Realizar antissepsia na região.

Material

Luva estéril, seringa, campo cirúrgico fenestrado, agulha Quincke, anestésico.

Complicações ou efeitos adversos

Aplicação intraneural, possibilidade de punção venosa ou arterial, ou até mesmo lesão intraperitoneal.

Técnica

O bloqueio do nervo pudendo é realizado efetuando a divisão do esfíncter anal externo em quadrantes, inserindo a agulha em sentido craniodorsal ao redor do períneo nas regiões dos quadrantes superiores direito e esquerdo até que se toque o teto da pelve.

O posicionamento da agulha é realizado próximo ao esfíncter anal externo, tendo-se como referências as horas em um relógio analógico (que seria o ânus), onde se introduz a agulha nos pontos de 10 horas (lado esquerdo) e 2 horas (lado direito). A agulha é introduzida no sentido craniodorsal até tocar o osso sacro, atingindo o teto da pelve. Nesse momento pode-se empregar o neurolocalizador para certificação da agulha na região perineural (Figura 11).

Fármacos empregados

A lidocaína 2% é o fármaco de escolha e a dose recomendada é de 0,1 mL/kg em cada ponto.

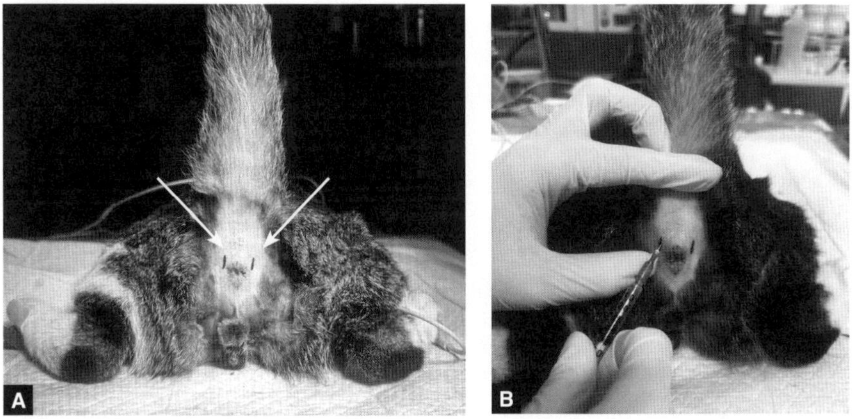

FIGURA 11 A: posicionamento para realização do bloqueio do nervo pudendo, com as flechas brancas indicando a inserção da agulha nas posições 10 e 2 horas. B: inserção da agulha na posição 10 horas.
Fonte: arquivo pessoal dos autores.

BLOQUEIO DO PLANO TRANSVERSO DO ABDOME (*TAP BLOCK*)

O bloqueio do plano transverso do abdome (*TAP block*) é uma técnica de anestesia regional que envolve a infiltração de anestésico local no espaço entre o músculo transverso do abdome e o músculo oblíquo interno (bloqueio interfacial). Nesse espaço, existem ramos nervosos responsáveis pela sensibilidade da parede abdominal lateral, desde sua camada mais profunda, representada pelo peritônio, à sua camada mais superficial, representada pela pele. Ao bloquear esses nervos, é possível obter uma insensibilidade eficaz para procedimentos cirúrgicos abdominais, reduzindo a necessidade de anestésicos durante a cirurgia e fornecendo controle da dor intra e pós-operatória.[6,7]

Indicações

Procedimentos cirúrgicos abdominais, ressecções de tumores mamários da região abdominal, lacerações na parede abdominal e intervenções clínicas para controle da dor abdominal aguda.[6]

Anatomia da inervação abdominal

Os nervos responsáveis pela inervação abdominal têm sua origem nas raízes nervosas ventrais dos nervos torácicos caudais e lombares craniais. Esses nervos se ramificam entre a fáscia do músculo transverso abdominal e a fáscia do músculo oblíquo interno. Ao depositar o anestésico local nesse espaço interfacial, as fibras nervosas aferentes são insensibilizadas, proporcionando analgesia para o hemilado da cavidade abdominal. Por isso, é crucial realizar o bloqueio em ambos os lados do abdome.

Preparo e posicionamento do paciente

- O paciente deverá estar sob sedação ou anestesia geral.
- Decúbito lateral com o lado a ser bloqueado para cima (Figura 12) ou decúbito dorsal para realização de bloqueio bilateral (Figura 13).
- A região da realização do bloqueio deverá estar tricotomizada e asséptica.
- A realização do bloqueio poderá ser realizada com agulha do tipo Tuohy ou Quincke (Figura 14).

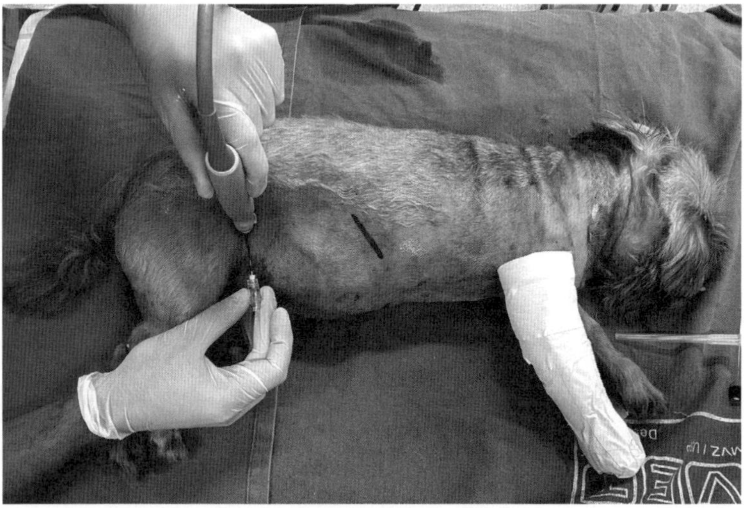

FIGURA 12 Cão em posicionamento lateral para realização do *TAP block*. A marca na região de gradil costal mostra o local de posicionamento do transdutor do aparelho de ultrassonografia.

Fonte: arquivo pessoal dos autores.

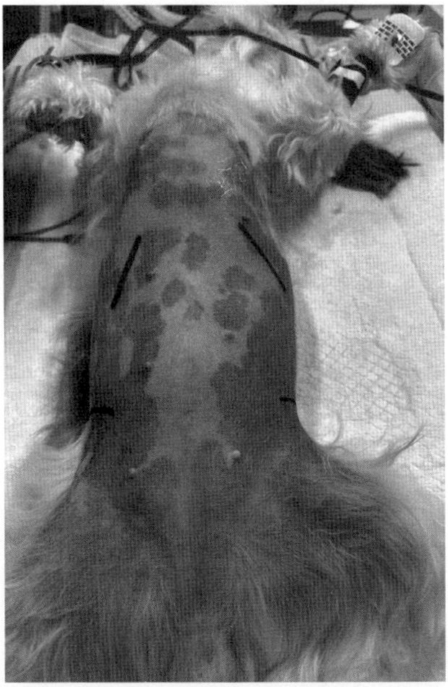

FIGURA 13 Cão posicionado em decúbito dorsal para a realização de *TAP block* bilateral. As marcas na região do gradil costal e no abdome mostram o local de posicionamento do transdutor do aparelho de ultrassonografia.

Fonte: arquivo pessoal dos autores.

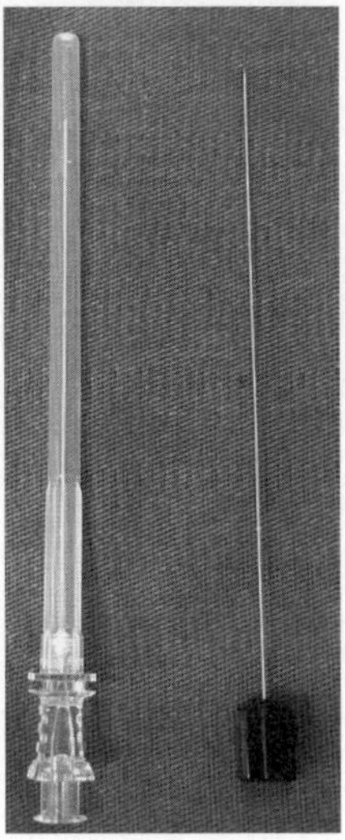

FIGURA 14 Agulha Quincke.

Fonte: arquivo pessoal dos autores.

Posicionamento do transdutor e anatomia ultrassonográfica

Para maior eficácia na insensibilização e distribuição do anestésico local sobre todos os ramos nervosos que inervam o abdome, o bloqueio deverá ser realizado em dois pontos: o primeiro ponto tem como referência a margem caudal da última costela na parede abdominal lateral (abordagem paracostal) (Figura 12). O segundo ponto tem como referência a margem cranial da crista ilíaca na altura da cicatriz umbilical (abordagem umbilical) (Figura 12). O posicionamento do transdutor deve estar paralelo à margem caudal da última costela. Por meio da imagem ultrassonográfica gerada, é possível identificar as camadas musculares que compreendem o abdome: o primeiro é o peritônio, o segundo é o músculo transverso do abdome, o terceiro é o músculo oblíquo interno e o quarto é o músculo oblíquo externo, de baixo para cima, respectivamente (Figura 15).

Execução do bloqueio

Com a sonda posicionada de forma paralela à parede abdominal lateral, deve-se realizar o agulhamento em plano (Figura 12). Ao identificar a agulha na imagem ultrassonográfica, deve-se levá-la até o plano interfacial entre o músculo transverso do abdome e o oblíquo interno (Figura 15), injetando uma quantidade de solução salina para confirmar o espaço e separar as fáscias musculares. Após confirmar o espaço correto, injeta-se o anestésico local e cria-se um bolsão entre as fáscias. Para garantir a completa dispersão do anestésico, move-se a agulha no sentido caudodorsal enquanto se realiza a instilação do anestésico local.

Os anestésicos e as doses utilizadas para a realização do *TAP block* estão descritos no Tabela 2.

TABELA 2 Anestésicos e volumes utilizados no bloqueio do plano transverso abdominal

Fármaco	Concentração	Volume (mL/kg/ponto)
Bupivacaína	0,125-0,25%	0,2-0,3
Ropivacaína	0,125-0,25%	0,2-0,3

Fonte: Otero e Portela, 2017.[3]

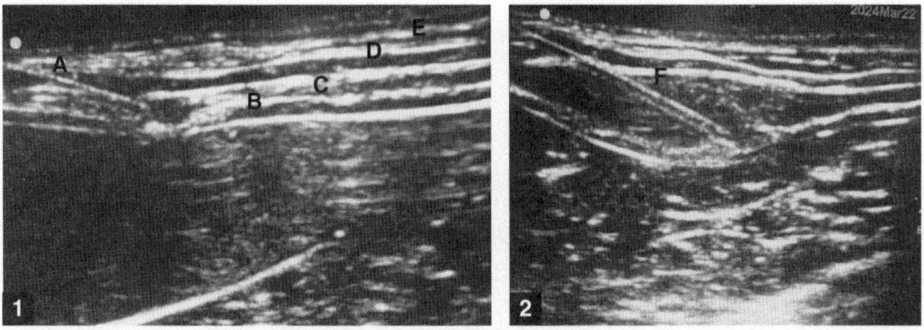

FIGURA 15 1: identificação da agulha na imagem ultrassonográfica no plano interfacial entre os músculos transverso do abdome e o oblíquo interno; 2: imagem ultrassonográfica injetando o anestésico, observando a formação de uma bolsa separando as fáscias musculares. A: agulha; B: peritônio; C: músculo transverso do abdome; D: músculo oblíquo interno do abdome; E: músculo oblíquo externo do abdome; F: bolsão de anestésico formado após a administração entre os músculos transverso do abdome e oblíquo interno.

Fonte: arquivo pessoal dos autores.

BLOQUEIO DO PLEXO BRAQUIAL

O bloqueio do plexo braquial compreende a insensibilização das vias sensitivas e motoras dos nervos musculocutâneo, axilar, radial e tronco mediano ulnar, responsáveis pela inervação distal do úmero, articulação do cotovelo, rádio e ulna, carpo, metacarpo e falanges.[8]

Indicações

Procedimentos intervencionistas clínicos e cirúrgicos do membro torácico, que se estende da porção distal do úmero até as falanges.

Anatomia do plexo braquial

Os nervos que compõem a formação do plexo braquial têm sua formação com as raízes nervosas ventrais de C6, C7, C8 e T1.[1] O plexo está localizado ventralmente ao músculo peitoral profundo, delimitado pela borda cranial da primeira costela no nível da junção costocondral (Figura 16).[8]

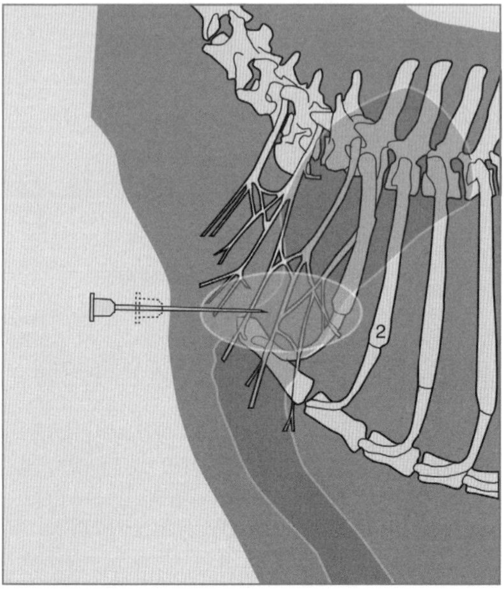

FIGURA 16 Representação da região anatômica onde se insere a agulha para a realização do bloqueio do plexo braquial.
Fonte: adaptada de Muir III, 2001.[4]

Preparo e posicionamento do paciente

- O paciente deve estar sob o efeito de anestesia geral.
- Posiciona-se o paciente em decúbito dorsal com o membro a ser bloqueado relaxado e flexionado no sentido dos membros inferiores (Figura 17).
- A área axilar deve estar completamente tricotomizada e asséptica.
- A agulha utilizada para realização do bloqueio deverá ser do tipo Touhy ou Quincke.

Posicionamento do transdutor e anatomia ultrassonográfica

O transdutor deve ser posicionado na região axilar, paralelo aos músculos peitorais, entre o manúbrio do esterno e o tubérculo supraglenoide da escápula, com uma orientação ventrodorsal (Figura 17).

Esse posicionamento é essencial para uma visualização precisa das estruturas subjacentes. As estruturas vasculares, como a artéria e a veia axilar, estarão em

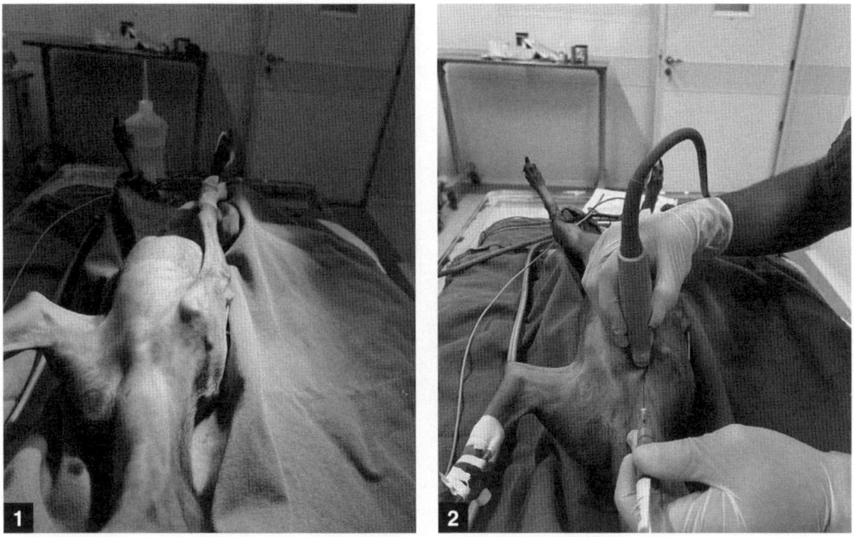

FIGURA 17 1: posicionamento do paciente para a realização do bloqueio do plexo braquial; 2: posicionamento do transdutor e da agulha para a realização do bloqueio pela abordagem axilar.
Fonte: arquivo pessoal dos autores.

destaque na imagem formada: elas estarão localizadas no canto inferior direito, representadas por círculos anecoicos ovais.[3]

A artéria é identificada pelo seu caráter pulsátil, enquanto a veia pode colabar facilmente quando o transdutor é pressionado contra a pele na direção ventrodorsal. Em situações em que haja alguma dúvida na visualização das estruturas vasculares, o método Doppler pode ser empregado para uma avaliação mais abrangente da artéria e veia axilar. Isso permite uma melhor compreensão do fluxo sanguíneo e uma identificação mais precisa das estruturas vasculares.[3]

Os nervos que compõem o plexo braquial estão localizados cranialmente à artéria e veia axilar, cercados pela fáscia axilar. Na imagem ultrassonográfica, eles podem variar em ecogenicidade, mas geralmente apresentam um formato circular distintivo (Figura 18).

Agulhamento e realização da técnica

A inserção da agulha deve ser realizada em paralelo com o transdutor, utilizando uma abordagem em plano para garantir uma visualização clara da

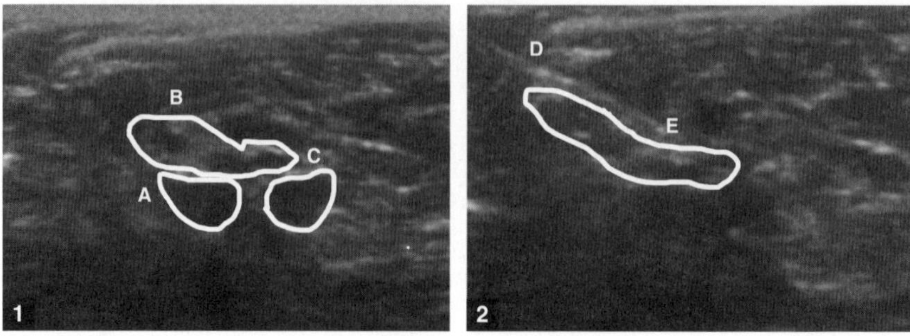

FIGURA 18 1: imagem ultrassonográfica demonstrando a posição do plexo braquial em relação a artéria e veia braquial. A: artéria braquial; B: plexo braquial; C: veia braquial. 2: imagem ultrassonográfica demonstrando a inserção da agulha pela abordagem axilar. D: agulha; E: plexo braquial.

Fonte: arquivo pessoal dos autores.

área-alvo. Antes de realizar a técnica de bloqueio, é crucial preencher o canhão da agulha com o anestésico para evitar a formação de bolhas de ar na área a ser bloqueada.[3]

Uma vez localizada a área de interesse, recomenda-se injetar uma pequena quantidade do anestésico local. Isso resultará na formação de um bolsão anecoico na imagem ultrassonográfica, o qual separará os nervos dentro da fáscia axilar, como ilustrado na Figura 18.

É importante observar que o nervo musculocutâneo pode estar localizado fora da fáscia que recobre os demais nervos. Portanto, considere reposicionar a agulha e instilar o anestésico por fora da fáscia para garantir um bloqueio completo e a consequente insensibilidade da pele adjacente.

Os anestésicos e volumes empregados comumente utilizados para realização desta técnica estão descritos na Tabela 3.

TABELA 3 Anestésicos e volumes utilizados no bloqueio do plexo axilar

Fármaco	Concentração	Volume (mL/kg)
Bupivacaína	0,5%	0,15-0,2
Ropivacaína	0,5-0,75%	0,15-0,2

REFERÊNCIAS

1. Grimm KA, Lamont LA, Tranquilli WJ, Greene SA, Robertson SA. Lumb & Jones anestesiologia e analgesia em veterinária. 5. ed. São Paulo: Roca, 2017.
2. Lopes FN, Gioso MA. Anestesia local aplicada à odontologia veterinária. Medvep. 2007;5(14);32-9.
3. Otero PE, Portela DA. Anestesia regional em animais de estimação: anatomia para bloqueios guiados por ultrassonografia e neuroestimulação. 2. ed. São Paulo: Medvet; 2018. p.81-95.
4. Muir III WW, Hubbell JAE, Skarda ET, Bednarski RM. Manual de anestesia veterinária. 3. ed. Porto Alegre: Artmed; 2001.
5. Adami C, Dayer T, Spadavecchia C, Angeli G. Ultrasound-guided pudendal nerve block in cats undergoing perineal urethrostomy: a prospective, randomised, investigator-blind, placebo-controlled clinical trial. J Feline Med Surg. 2014;16(4):340-5.
6. Cota HN, Klaumann PR. Bloqueio do plano transverso do abdômen guiado por ultrassom: revisão de literatura/Ultrasound guided tranversus abdominis plan block: literature review. Braz J Develop. 2020;6(5):22821-50.
7. Cavaco JS, Otero PE, Ambrósio AM, Neves ICB, Perencin FM, Pereira MAA, et al. Analgesic efficacy of ultrasound-guided transversus abdominis plane block in dogs undergoing ovariectomy. Front Vet Sci. 2022;9.
8. Lambertini C, Silva M, Grandis A, Martorelli M, Romagnoli N. Update on the anatomy of the brachial plexus in dogs: body weight correlation and contralateral comparison in a cadaveric study. PLoS One. 2023;18(2):1-5.

16

Avaliação e tratamento da dor aguda pós-operatória

Denise Tabacchi Fantoni

Marco Aurélio Amador Pereira

INTRODUÇÃO

Estabelecer um protocolo eficaz para o controle da dor no período perioperatório é uma das ações fundamentais para garantir o bem-estar de pacientes submetidos a procedimentos cirúrgicos invasivos ou que gerem estresse e desconforto. Nesse contexto, o anestesiologista desempenha um papel crucial, devendo dedicar atenção e esforço para assegurar a adequada analgesia dos pacientes. No entanto, a dor muitas vezes não é tratada de maneira adequada pela falta de conhecimento ou porque se subestimam seus efeitos prejudiciais nos diversos sistemas orgânicos do animal. Além disso, há receio dos efeitos adversos associados à administração de fármacos como opioides e anti-inflamatórios não esteroides (Aine), da complexidade do diagnóstico e classificação da dor e, principalmente, da ausência ou avaliação incorreta do grau de dor por parte do profissional responsável.[1]

CLASSIFICAÇÃO DA DOR

A dor pode ser classificada de acordo com diferentes critérios,

De forma temporal, pode ser classificada em:

- Aguda: imediatamente após a cirurgia.
- Crônica: após 3 a 6 meses pós-cirurgia.

De acordo com o evento fisiopatológico que a originou, em:

- Nociceptiva.
- Neuropática.
- Nociplástica.

A dor nociceptiva é aquela desencadeada por lesão tecidual e ativação de nociceptores, acompanhada por reação inflamatória; é a dor que se manifesta no trauma e em resposta ao procedimento cirúrgico. Essa categoria pode ser subdividida em dor somática ou visceral, dependendo dos órgãos afetados.

A dor neuropática, por outro lado, é a que advém de lesão do sistema nervoso em seu compartimento central ou periférico e pode se manifestar de forma aguda, podendo ocorrer no trauma, nas amputações e nas situações que levam a compressão e invasão do tecido nervoso, como nas neoplasias, entre outras várias causas.

Já a dor nociplástica é aquela decorrente de uma nocicepção alterada, embora não exista lesão real ou potencial que cause a ativação dos nociceptores ou mesmo lesão ou doença do sistema somatossensorial.

Entender essa classificação é importante para a escolha do tratamento correto na dependência do quadro apresentado e história clínica do paciente.

Dor moderada a intensa, não devidamente controlada ao longo de 3 a 5 dias no pós-operatório imediato (POI), pode evoluir para dor crônica pós-operatória em aproximadamente 11% dos casos, de acordo com a literatura. Isso indica que a avaliação pós-operatória do paciente deve ser uma preocupação constante da equipe, e é o que certamente contribuirá para diminuir a chance de cronificação da dor.

O ajuste de doses e a mudança de abordagem terapêutica nos quadros de controle inadequado da dor são as atitudes que importam e que devem ser prioridade. Por outro lado, o emprego de medicamentos adjuvantes sabidamente pouco agrega na terapia analgésica da dor aguda pós-operatória, como demonstram diversos estudos em cães e no homem. Uma metanálise recente, que envolveu 281 estudos e quase 25 mil pacientes, publicada em uma das principais revistas de anestesiologia no mundo em 2020, mostrou que o uso de gabapentinoides (gabapentina e pregabalina) foi ineficaz para prevenir a dor crônica pós-operatória, bem como para diminuir o emprego de opioides. Ademais, os pacientes que recebem essas medicações no POI tendem a apresentar maior grau de sedação e maior chance de apresentar depressão respiratória; portanto, não são opção terapêutica nesse momento. Essas medicações devem ser continuadas no POI caso o paciente faça uso prévio delas, já que a suspensão brusca está associada à síndrome de abstinência.[2]

Gabapentina ou pregabalina não são eficazes em tratar dor aguda pós-operatória e prevenir a dor crônica. Podem apresentar efeitos colaterais como depressão respiratória e sedação excessiva no POI. Devem ser usadas com parcimônia em pacientes selecionados e que apresentem dor neuropática.

AVALIAÇÃO DE DOR

Assim como o diagnóstico e a classificação da dor, sua avaliação é de suma importância para que o protocolo analgésico instituído tenha eficácia adequada. Por ser uma experiência muito individual, ocorrem variações importantes na forma como os animais manifestam a dor. Sendo assim, o paciente deve ser avaliado previamente ao estímulo doloroso e/ou ao procedimento. Além disso, a avaliação clínica, o conhecimento das comorbidades do paciente e a avaliação comportamental, de estresse e de sedação também auxiliam muito na instituição do tratamento e acompanhamento do quadro.[3]

Os métodos utilizados para avaliar a dor podem ser classificados em objetivos e subjetivos. A avaliação objetiva é compreendida pela mensuração dos parâmetros fisiológicos e das variáveis metabólicas e neuroendócrinas, como a mensuração do cortisol e da glicemia. Entretanto, essas variáveis podem sofrer muita influência de fatores externos, como mudança de ambiente, estresse, medo e efeitos sedativos após a anestesia e/ou analgésicos e que devem ser considerados. Rotineiramente, utilizamos as frequências cardíaca e respiratória, a pressão arterial e a temperatura como parâmetros auxiliares à avaliação subjetiva da dor.[3]

As escalas de dor são os métodos subjetivos utilizados mundialmente para avaliar a dor aguda objetivando melhores resultados e padronização da avaliação de dor da equipe do hospital. A escolha das escalas depende de alguns fatores, como praticidade, aderência da equipe e experiência prévia. Dentre as diversas escalas para avaliação de dor aguda existentes, na rotina do Serviço de Anestesia do Hospital Veterinário da Faculdade de Medicina e Zootecnia da Universidade de São Paulo (Hovet-FMVZ USP) utilizam-se as escalas a seguir:

- **Escala numérica verbal:** a partir da avaliação geral do paciente, o anestesiologista escolhe um escore de 0 a 10, sendo 0 considerado "nenhuma dor" e 10, "pior dor possível". Escores maiores ou iguais a 4 indicam dor moderada e necessidade de ajuste do protocolo analgésico.[4]

nenhuma dor	0	1	2	3	4	5	6	7	8	9	10	pior dor possível

- **Escala composta reduzida de Glasgow (para cães) e Escala composta de dor em felinos (Glasgow):** escalas que se baseiam na avaliação de dor a distância (sem alterar o comportamento do paciente) e em contato com o animal a partir da avaliação comportamental e de palpação da ferida cirúrgica/área dolorosa. Na escala de cães, também há avaliação da mobilidade do paciente, podendo ser excluída em casos de pacientes submetidos a bloqueios anestésicos que geram bloqueio motor de membros ou pacientes paraplégicos. Escores maiores ou iguais a 6 na escala de cães completa, ou 5 sem a parte da mobilidade e na escala de felinos, indicam dor moderada e necessidade de ajuste do protocolo analgésico.[5,6] A escala de faces de felinos também é uma excelente opção, bem como a da Universidade Estadual Paulista (Unesp) de Botucatu, sobretudo na sua versão reduzida. É interessante ter à mão e se habituar ao emprego de mais de uma escala, tendo em vista que, em algumas situações do dia a dia e por várias razões, o comportamento do animal pode suscitar muitas dúvidas na interpretação do grau de dor.

TRATAMENTO DA DOR

A seleção do protocolo analgésico mais adequado para o pós-operatório imediato deve ser embasada em critérios como a intensidade da dor desencadeada pelo procedimento, a idade do paciente, a presença de comorbidades (como doença renal, hepática, cardíaca), histórico prévio de dor e medicações em uso. O escore preventivo de dor, conforme apresentado na Tabela 1, fornece informações sobre o nível de dor esperado no pós-operatório decorrente de um determinado procedimento. Dessa forma, as medicações analgésicas podem ser selecionadas e administradas antes que o paciente desperte e perceba a dor. É importante ressaltar que ajustes de doses e, eventualmente, de fármacos podem ser necessários no pós-operatório imediato, uma vez que a percepção da dor e a resposta de cada paciente são altamente individuais. Portanto, a avaliação contínua é essencial para garantir o adequado controle da dor.

O tratamento da dor deve sempre se basear no conceito de analgesia multimodal, que consiste na associação de agentes de diversas classes farmacológicas que atuam de acordo com diferentes mecanismos de ação.

Para auxiliar na escolha do protocolo analgésico e obter melhores resultados, a Organização Mundial da Saúde (OMS) propôs, na década de 1980, a escada analgésica (Figura 1), que norteia a forma como os diferentes fármacos analgésicos devem ser instituídos e adicionados ao tratamento de acordo com a intensidade de dor. Levando em conta o paciente cirúrgico, inicialmente se emprega o escore preventivo de dor realizando as adequações necessárias ao longo do período perioperatório, de acordo com as escalas de avaliação da dor. Diversos estudos publicados na literatura comprovam que as associações e o escalonamento dos fármacos analgésicos de acordo com a escada analgésica no POI propiciam resultados excelentes.

O período de administração dos fármacos dependerá do tipo de procedimento ao qual o paciente foi submetido. Por exemplo, o pós-operatório de cirurgias ortopédicas demanda um tempo maior de agentes anti-inflamatórios em relação aos opioides, ao passo que nas abdominais ou torácicas os opioides geralmente são administrados por maior tempo (Figura 2). Entretanto, é a resposta do paciente que ditará a duração do tratamento e o intervalo de administração dos

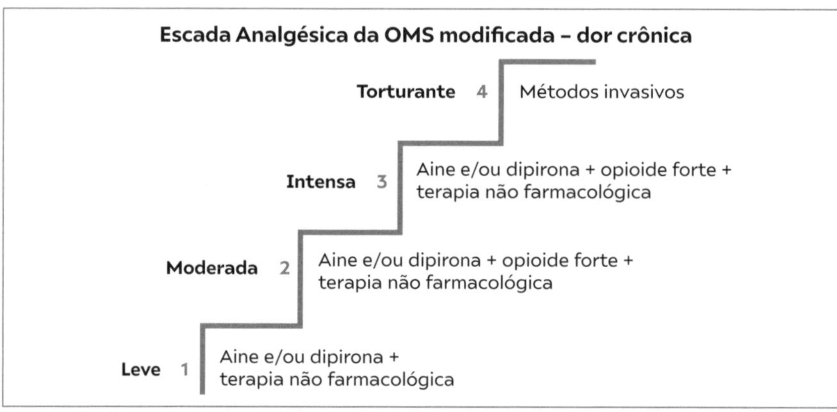

FIGURA 1 Escalonamento de analgésicos no pós-operatório imediato de acordo com a escada da dor.

Fonte: modificada de OMS, 1987.[7]

TABELA 1 Escore preventivo de dor

Dor leve	Dor moderada	Dor intensa	Dor torturante
Intubação	OSH	Osteoartrite	Ablação de conduto
Sutura de pele	Hérnia inguinal	Úlcera de córnea	Hérnia de disco
Tratamento periodontal	Parto	Cirurgia intra-articular	Fraturas múltiplas
Esofagite	Cesariana	Toracotomia	Pancreatite
Orquiectomia	Cistite	Laparotomia	Amputação
		Laminectomia	Fraturas patológicas

agentes e doses, lembrando que idade e presença de comorbidades também são fatores a serem considerados.

Após procedimentos que cursem com dor intensa ou excruciante, os pacientes devem ser internados para um controle de dor mais apropriado, seja com medicações de horário, infusões contínuas ou a partir da colocação transanestésica de cateter epidural, em plexo braquial ou cateter Soaker. Como exemplo, procedimentos cirúrgicos em tórax resultam em dor intensa, que pode persistir por cerca de 3 a 4 dias, necessitando de mais cuidados.[3]

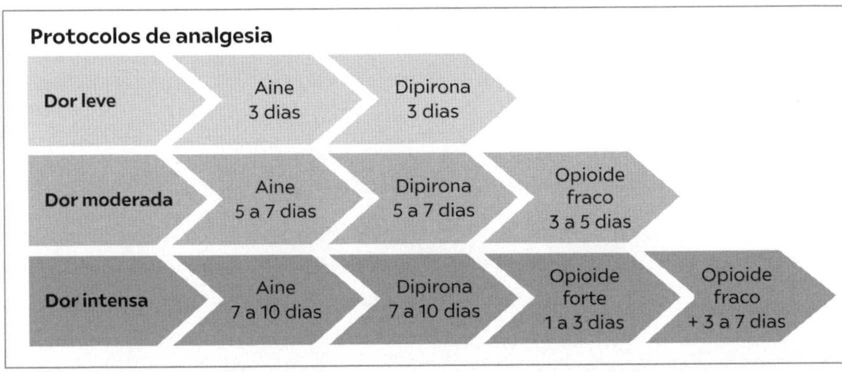

FIGURA 2 Período de administração dos fármacos analgésicos de acordo com o grau de dor. Aine: anti-inflamatórios não esteroides.

Fármacos analgésicos

Os principais fármacos analgésicos empregados no controle da dor perioperatória são:

Dipirona
Anti-inflamatórios (Aine)
Opioides
Alfa-2 agonistas
Anestésicos locais
Antagonistas NMDA (cetamina)
Antidepressivos tricíclicos/gabapentinoides*
Corticosteroides*

} Instituídos de acordo com o grau de dor

* Os antidepressivos tricíclicos/gabapentinoides e os corticosteroides são administrados apenas em situações especiais (ver texto).

Dipirona

A dipirona, também conhecida como metamizol, é um fármaco com ação analgésica, antipirética e antiespasmódica. O mecanismo de ação da dipirona é complexo e envolve diferentes sistemas, como o sistema opioidérgico endógeno, o canabinoide, o bloqueio não seletivo das cicloxigenases 1, 2 e 3, ação no canal L-arginina-NO-GMPc, entre outros.[8]

A dose indicada para dor pós-operatória é de 25 mg/kg, por via subcutânea, intravenosa ou oral, sendo a cada 6 a 8 horas em cães ou 24 horas em gatos.[9,10] No Serviço de Anestesia do Hovet-FMVZ USP, a dipirona é empregada em todos os procedimentos cirúrgicos, sendo administrada pela via intravenosa cerca de 10 minutos antes do término da cirurgia.

Em estudo publicado em 2010, no qual se compararam três diferentes doses para o cão, a dose de 25 mg/kg mostrou-se tão eficaz quanto a de 35 mg/kg para o tratamento da dor em cadelas submetidas à ovário-histerectomia, e mais efetiva que a de 15 mg/kg.[11] Já Pereira et al.[12] demonstraram que a dose de 12,5 mg/kg por via intravenosa a cada 12 horas para gatos promove analgesia adequada para o controle da dor decorrente da ovário-histerectomia com menor necessidade de resgate analgésico que a dose de 25 mg/kg a cada 24 horas. Importante ressaltar que a dipirona no gato, quando administrada na dose de 25 mg/kg, deve ser realizada no intervalo de 24 horas, pois o estudo farmacocinético demonstrou que um de seus metabólitos ativos está presente por mais de 25 horas nessa espécie.

Dose de dipirona em cães: 25 mg/kg IV no POI, podendo ser repetida a cada 6 a 8 horas.

Dose de dipirona em gatos: 25 mg/kg IV no POI, podendo ser repetida a cada 24 horas ou 12,5 mg/kg a cada 12 horas.

Opioides

Os opioides são os fármacos padrão-ouro para o tratamento da dor aguda. Uma importante vantagem deste grupo de fármacos é que existem vários agentes disponíveis no mercado, com diferentes características e potências, e que, portanto, podem ser apropriados para as diversas situações de dor perioperatória (Tabela 2).

Como mencionado, em sua escada de analgesia, a OMS protocolou para a dor leve (quando o AINE é contraindicado) e moderada o emprego de opioides

TABELA 2 Fármacos opioides empregados no Serviço de Anestesia do Hovet-FMVZ USP

	Fármaco				
	Tramadol	Butorfanol	Morfina	Metadona	Buprenorfina
Ação analgésica	Leve-moderada	Leve-moderada	Moderada-intensa	Moderada-intensa	Leve-moderada
Efeitos nos sistemas cardiovascular e respiratório	Mínimos efeitos	Mínimos efeitos	Liberação de histamina	Hipotensão em doses altas, depressão respiratória	Mínimos efeitos
Trato gastrintestinal	Pode diminuir motilidade	Bem tolerado	Diminui motilidade	Diminui motilidade	Pode diminuir motilidade
Duração de ação	6-8 horas	2-3 horas	4-6 horas	6-8-10 horas	6-8 horas
Via de administração	IV, IM, VO	IV, IM	IV, IM	IV, IM	IV, IM
Dose	2-5 mg/kg	0,2-0,4 mg/kg	0,1-0,5 mg/kg	0,1-0,5 mg/kg	0,02-0,04 mg/kg

IM: intramuscular; IV: intravenoso; VO: via oral.

fracos, como tramadol e buprenorfina. O butorfanol enquadra-se nessa classificação, porém em decorrência de sua ação agonista-antagonista, usualmente não é empregado para a dor pós-operatória. Entretanto, quando se almeja analgesia para procedimento pouco cruento e que cause dor passível de ser controlada com Aine e/ou dipirona (dor leve), ou que não exija a analgesia de um opioide por longos períodos, esse fármaco pode ser uma excelente opção, pois é seguro e tem excelente efeito sedativo. Pode ser muito útil nas situações ambulatoriais, nas quais é requerida uma boa sedação e uma analgesia leve é suficiente.

O tramadol e a buprenorfina são uma ótima opção para os procedimentos que causam dor leve a moderada, não causando efeitos adversos importantes.[13,14] A associação do tramadol com a dipirona é particularmente interessante, pois acredita-se que haja um aumento da produção do metabólito M1 pela dipirona.

Na seleção do agente opioide mais apropriado para cada situação clínica, é crucial considerar não apenas sua eficácia analgésica, mas também outros fatores, como a duração da ação, o potencial para efeitos adversos significativos, a facilidade de administração e a dosagem.

Por exemplo, no POI de um procedimento torácico em um paciente debilitado, idoso e com cardiopatia, a morfina pode ser preferível à metadona. Isso se deve ao fato de que doses mais elevadas de metadona, necessárias para alcançar uma analgesia satisfatória, podem estar associadas a efeitos colaterais indesejáveis, como bradicardia e depressão respiratória, menos comuns com a morfina. É importante destacar que existe uma ampla variação nas doses eficazes dos opioides, e a utilização de uma dose única para todos os tipos de procedimentos não atenderá às necessidades analgésicas de uma significativa parcela de pacientes. Além disso, tanto a morfina quanto o fentanil podem ser administrados em infusão contínua (IC) no POI, com o fentanil sendo administrado na dose de 6 a 9 mcg/kg/h e a morfina, na dose de 0,1 a 0,2 mg/kg/h.

Outros aspectos relativos aos agentes opioides estão descritos no Capítulo 3: Medicação pré-anestésica.

Morfina

A morfina é um opioide agonista puro e seu receptor-alvo é o receptor mi. Ela pode ser administrada por via intramuscular (IM), intravenosa (IV) ou subcutânea (SC). Seu efeito desejado é de analgesia moderada a intensa. Como efeito adverso, pode promover êmese, liberação de histamina se administrada por via intravenosa rapidamente, taquipneia, excitação e euforia. Por causa da êmese, não é administrada no período pré-operatório, evitando-se assim a ocorrência de pneumonia por aspiração e aumento da morbidade e mortalidade.

- **Período de latência:** 2 a 5 minutos (IV), 15 a 20 minutos (IM), 30 minutos (epidural).
- **Período hábil:** 2 a 4 horas (IM ou IV), 12 a 24 horas (epidural).
- **Dose em cães:** 0,2 a 1,0 mg/kg (IM ou IV), 0,1 a 0,3 mg/kg/h (infusão contínua), 0,1 mg/kg (epidural).
- **Dose em gatos:** 0,1 a 0,2 mg/kg (IM ou IV); 0,1 mg/kg (epidural).

Para controle da dor pós-operatória, incrementos de 0,1 mg/kg podem ser administrados a cada 5 a 10 minutos até atingir o efeito analgésico desejado.[3]

Anti-inflamatórios não esteroides

Os Aine são indicados em todos os protocolos de analgesia para o controle da dor aguda de diferentes etiologias, como aponta a escada de dor da OMS. Podem ser associados à dipirona, conferindo ação sinérgica (Tabela 3).

A associação de Aine com opioide e dipirona gera uma potencialização benéfica, sendo utilizada para controle de dor moderada a intensa. Com esse protocolo de analgesia multimodal, reduz-se a necessidade de altas doses e a incidência de efeitos adversos desses fármacos.[3]

Os principais efeitos terapêuticos dos Aine, incluindo a redução de febre, dor e inflamação, resultam principalmente da capacidade desses fármacos de inibir a produção de prostaglandinas a partir do ácido araquidônico pelas enzimas cicloxigenases 1 e 2.[15]

Características importantes sobre os Aine:[4,16,17]

- A seletividade para inibição de COX-2 ou de EP4 (receptor de prostaglandina) tende a produzir menos efeitos adversos como alterações gastrintestinais, renais ou de coagulação. Como exemplo temos o carprofeno e o meloxicam, fármacos considerados preferenciais para COX-2, coxibes (firocoxibe e robenacoxibe), fármacos seletivos para a COX-2, e o grapiprant, agente que bloqueia o EP4. Para os gatos, recomenda-se o emprego de robenacoxibe ou meloxicam.

- É importante orientar o responsável sobre os possíveis efeitos adversos e para cessar a administração com urgência e retornar em consulta em casos de hipodipisia/adipsia, hiporexia/anorexia, êmese e/ou diarreia.
- Considerar as variações individuais de resposta ao tratamento e tolerabilidade. Se o paciente apresentar diversos efeitos colaterais, a utilização de outros agentes da mesma classe deve ser avaliada após o tratamento dos sinais clínicos e um período de *washout* de cinco meias-vidas do Aine administrado.
- Não há necessidade de *washout* em caso de uso de grapiprant.

TABELA 3 Posologia dos anti-inflamatórios não esteroides em cães e gatos

Aine	Seletividade	Dose (mg/kg)	Via de administração	Intervalo
Meloxicam	COX-2 preferencial	Cães: 0,2 seguida de 0,1 Gatos: 0,2 para cirurgias de pequeno porte 0,1 em dose única seguida de 0,05 por 4 dias para pós-operatório	IV, SC, IM, VO SC SC, VO VO	24 horas Dose única 24 horas 24 horas
Carprofeno	COX-2 preferencial	Cães: 2,2 ou 4,4	IV, SC, IM, VO	Cães: 24 horas (4,4 mg/kg) e 12 horas (2,2 mg/kg)
Firocoxibe	COX-2 seletivo	Cães: 5	VO	24 horas por 3 dias
Robenacoxibe	COX-2 seletivo	Gatos: 1 – 2,4 mg/kg	VO	24 horas
Grapiprant	Receptor EP4	Cães: 2	VO	24 horas

Aine: anti-inflamatórios não esteroides; IM: intramuscular; IV: intravenoso; SC: subcutâneo; VO: via oral.

Cetamina e lidocaína

Para procedimentos com expectativa de causar dor intensa a excruciante ou nos quais se observa inadequado controle da dor com as medicações administradas em horários fixos, tanto a lidocaína quanto a cetamina podem ser empregadas em infusão contínua (IC), isoladamente ou dependendo do quadro associado.

A cetamina pode entrar nos protocolos de analgesia nos procedimentos de grande porte, como as cirurgias torácicas complexas, grandes procedimentos em abdome, cirurgias ortopédicas complicadas e nos pacientes politraumatizados, quando se almeja diminuir a chance de cronificação da dor pela sua ação em receptores N-metil D aspartato (NMDA), lembrando que não é boa prática implementá-la em todo e qualquer tipo de procedimento cirúrgico sem indicação.

A dose de *bolus* geralmente é de 0,5 a 1,0 mg/kg, seguida de infusão de 0,6 mg/kg/h.

A administração de uma única dose em *bolus* na coindução da anestesia não tem qualquer efeito satisfatório no POI, contribuindo apenas para aumentar a chance de apneia quando associada ao propofol.

Se o objetivo é evitar a cronificação da dor, o *bolus* deve ser seguido da IC ou de administrações de *bolus* suplementares, geralmente na dose de 0,3 mg/kg, a cada 8 horas. Mesmo quando administrada em pacientes com episódios de exacerbação da dor crônica, em dose única (0,25 ou 0,5 mg/kg), apresenta efeito apenas nas primeiras 24 horas.

A lidocaína também pode ser associada aos protocolos de analgesia para os procedimentos de grande porte, nas situações nas quais a analgesia adequada não está sendo alcançada ou se o aumento adicional do tratamento for impedido por contraindicações ou efeitos colaterais das terapias padrão. As doses do *bolus* inicial variam de 1 a 2 mg/kg e da infusão, de 1 a 6 mg/kg/hora. Também é importante considerar que a lidocaína pode causar efeitos adversos importantes, podendo causar convulsão, coma e levar o paciente ao óbito. Ou seja, deve ser empregada em situações nas quais realmente trará benefício para o paciente.

Dexmedetomidina

A dexmedetomidina, fármaco agonista de receptores alfa-2 adrenérgicos, pode ser utilizada no controle da dor de diversos procedimentos no POI. Em infusão contínua em doses variando de 1 a 3 mcg/kg/h, promove analgesia satisfatória para diferentes situações, como no transoperatório de castração em cadelas. Outra excelente opção seria para o controle da dor intensa ou torturante, como aquela evidenciada nos quadros de extrusão de disco, podendo ser administrada em IC desde o pré-operatório.

Corticosteroides

Raramente são empregados para o controle da dor pós-operatória, pois são vários os estudos e metanálises, sobretudo nos casos de trauma medular, que demonstram não haver benefício no emprego desta classe de agentes. Entretanto, alguns cirurgiões optam por estes fármacos em algumas situações muito pontuais. Assim, é importante ressaltar que o uso de corticosteroides no pós-operatório deve ser cuidadosamente avaliado, levando em consideração os potenciais benefícios e riscos associados a essa terapia.

REFERÊNCIAS

1. Robertson SA, Lascelles BDX. Long-term pain in cats. How much do we know about this important welfare issue? J Feline Med Surg. 2010;12(3):188-99.
2. Ingwersen W, Fox R, Cunningham G, Winhall M. Article efficacy and safety of 3 versus 5 days of meloxicam as an analgesic for feline onychectomy and sterilization. Can Vet J. 2012;53.
3. Fantoni D, org. Tratamento da dor na clínica de pequenos animais. São Paulo: Elsevier; 2011.
4. Monteiro BP, Lascelles BDX, Murrell J, Robertson S, Steagall PVM, Wright B. 2022 WSAVA guidelines for the recognition, assessment and treatment of pain. J Small Anim Pract. 2023;64(4):177-254.
5. Reid J, Nolan A, Hughes J, Lascelles D, Pawson P, Scott E. Development of the short-form Glasgow Composite Measure Pain Scale (CMPS-SF) and derivation of an analgesic intervention score. 2007.
6. Reid J, Scott EM, Calvo G, Nolan AM. Definitive Glasgow acute pain scale for cats: validation and intervention level. Vet Rec. 2017;180(18):449.
7. Organización Mundial de la Salud (OMS). Alivio del dolor en el cáncer. Ginebra: OMS; 1987.
8. Silva IC, Maia CAA, Raymundo AC, Prata MNL, Romero TRL, Duarte IDG, et al. Meta-analysis of the therapeutic use of dipyrone in dogs: pharmacological effects and clinical safety. Ars Vet. 2021;37(1):21.
9. Giorgi M, Łebkowska-Wieruszewska B, Lisowski A, Owen H, Poapolathep A, Kim TW, et al. Pharmacokinetic profiles of the active metamizole metabolites after four different routes of administration in healthy dogs. J Vet Pharmacol Ther. 2018;41(3):428-36.
10. Lebkowska-Wieruszewska B, Kim TW, Chea B, Owen H, Poapolathep A, Giorgi M. Pharmacokinetic profiles of the two major active metabolites of metamizole (dipyrone) in cats following three different routes of administration. J Vet Pharmacol Ther. 2018;41(2):334-9.
11. Imagawa VH, Fantoni DT, Tatarunas AC, Mastrocinque S, Almeida TF, Ferreira F, et al. The use of different doses of metamizol for post-operative analgesia in dogs. Vet Anaesth Analg. 2011;38(4):385-93.
12. Pereira MA, Campos KD, Gonçalves LA, dos Santos RS, Flôr PB, Ambrósio AM, et al. Cyclooxygenases 1 and 2 inhibition and analgesic efficacy of dipyrone at different doses or meloxicam in cats after ovariohysterectomy. Vet Anaesth Analg. 2021;48(1):7-16.
13. Evangelista MC, Silva RA, Cardozo LB, Kahvegian MA, Rossetto TC, Matera JM, et al. Comparison of preoperative tramadol and pethidine on postoperative pain in cats undergoing ovariohysterectomy. BMC Vet Res. 2014;(10):252-60.
14. Cardozo LB, Cotes LC, Kahvegian MAP, Rizzo MFCI, Otsuki DA, Ferrigno CRA, et al. Evaluation of the effects of methadone and tramadol on postoperative analgesia and serum interleukin-6 in dogs undergoing orthopaedic surgery. BMC Vet Res. 2014;1-7.
15. Vane JR, Botting RM. New insights into the mode of action of anti-inflammatory drugs. Inflamm Res. 1995;44(1):1-10.
16. Gruen ME, Lascelles BDX, Colleran E, Gottlieb A, Johnson J, Lotsikas P, et al. 2022 AAHA Pain Management Guidelines for Dogs and Cats. J Am Anim Hosp Assoc. 2022;58(2):55-76.
17. Steagall PV, Robertson S, Simon B, Warne LN, Shilo-Benjamini Y, Taylor S. 2022 ISFM Consensus Guidelines on the Management of Acute Pain in Cats. J Feline Med Surg. 2022;24(1):4-30.

17

Recuperação pós-anestésica

Geni Cristina Patricio dos Santos
Paula Caro Ferian
Helena de La Torre Batista de Oliveira

INTRODUÇÃO

O monitoramento do paciente anestesiado é realizado até a alta ou encaminhamento para a internação quando necessário. A seguir são listados os pontos a serem seguidos nessa fase.

CHECKLIST

- Comunicação de intercorrências anestésicas perioperatórias: vias aéreas, respiração, circulação (fluidoterapia), temperatura corporal.
- Pessoa designada (treinada) para monitorar o paciente na sala de recuperação.
- Anotar no quadro a pontuação da escala de Aldrete de entrada na recuperação.
- Avaliar periodicamente o paciente segundo a escala de Aldrette e a escala de avaliação da dor (Quadro 1 e 2).
- Verificar a necessidade de encaminhamento interno (serviço de diagnóstico por imagem, ambulatório da cirurgia, clínica médica).
- Verificar horários dos fármacos prescritos, reforçando o horário de início das medicações em casa.
- Protocolo de analgesia confirmado.
- Avaliação e plano de intervenção confirmados.
- Anotar no quadro a pontuação da escala de Aldrete de saída da recuperação.

É essencial ter equipamentos para:

- **Monitoração cardiovascular básica:** pressão arterial (oscilométrico/Doppler); já no paciente que será encaminhado para internação, pode-se manter o acesso da pressão arterial invasiva (PAI). Na alta da anestesia, a avaliação da pressão arterial, assim como frequência cardíaca e ritmo cardíaco, devem ser reavaliados de acordo com o paciente e o histórico da anestesia.
- **Monitoração da ventilação e oxigenação:** frequência e padrão respiratórios, coloração de mucosas, oximetria de pulso, pH e gases sanguíneos.
- **Monitoração e manutenção da temperatura:** termômetro, cobertores térmicos (monitorar de perto a temperatura do cobertor e o paciente por risco de queimadura). Os mais efetivos e seguros não invasivos são os aquecedores de ar forçado para mantas, o que atualmente utilizamos no Serviço de Anestesia do Hospital Veterinário da Faculdade de Medicina Veterinária e Zootecnia da Universidade de São Paulo (Hovet-FMVZ USP). Também se pode adaptar bolsas de água aquecidas (p. ex., frascos de cristaloides descartados).
- Monitoração do débito urinário através de sonda quando houver necessidade, como no caso de gatos submetidos à desobstrução uretral, pós-operatório de urolitíase e em pacientes que serão encaminhados para internação (débito urinário: 1-2 mL/kg/h).

TEMPERATURA – MONITORAÇÃO

- **Hipotermia:** durante um procedimento anestésico, é comum, pela depressão de atividade muscular, metabolismo e mecanismos termostáticos hipotalâmicos alterados.
  - Temperaturas abaixo de 36 °C podem comprometer a função imune do paciente e aumentar o risco de infecções.
  - Temperaturas entre 32 e 34 °C diminuem a necessidade anestésica do paciente e aumentam seu tempo de recuperação. Requerem aquecimento artificial.
  - Temperaturas entre 28 e 30 °C deprimem o sistema nervoso central (SNC); o consumo de oxigênio e as frequências cardíaca e respiratória sofrem diminuições. Requerem aquecimento artificial (risco de óbito).
  - Os pacientes com tremores devem ser controlados. O tremor é extremamente desgastante e tem grande gasto de energia. Se estão

ocorrendo tremores, há restabelecimento do simpático e parassimpático. Pode-se administrar doses baixas de opioides, como a meperidina 1-2 mg/kg (IV diluída e realizada lentamente), quando possível (contraindicada em quadros de mastocitoma), e fornecer fonte de calor.

- **Hipertermia:** felinos podem apresentar hipertermia (temperaturas de 41,1-42,2 °C) em decorrência do uso de opioides mi agonistas ou cetamina.[1] O tratamento da hipertermia geralmente é de suporte, incluindo medidas como sedar com acepromazina (vasodilatação), remover fontes de calor, molhar o animal com água morna e usar um ventilador posicionado no dorso do animal. Luvas de procedimento cheias de água fria ou gelo também podem ser colocadas em volta do animal e álcool isopropílico pode ser borrifado nos coxins. Os anti-inflamatórios não esteroides (Aine) não parecem diminuir a temperatura corporal central nesse caso.[2]

A monitoração do paciente durante o período de recuperação pós-anestésica é fundamental para identificar problemas e prevenir complicações no pós-operatório. É obrigatório que uma pessoa capacitada fique responsável pela recuperação e avaliação dos animais, de acordo com o procedimento realizado, o grau de dor e o estado geral, sempre correlacionando o procedimento aos eventos associados.

O profissional que irá monitorar o paciente durante esse período deve ser informado sobre intercorrências que ocorreram durante a anestesia, caso não tenha acompanhado pessoalmente, especialmente aquelas relacionadas a vias aéreas, ventilação, circulação e temperatura.

CHECKLIST PARA A ALA DE RECUPERAÇÃO PÓS-ANESTÉSICA

- **Equipamentos para monitorização:** aparelhos para mensuração da pressão arterial (Doppler ou oscilométrico), eletrocardiograma, oxímetro de pulso, termômetro e aparelho de hemogasometria (ideal), lactímetro.
- **Equipamentos para controle da temperatura corporal:** bolsas aquecidas, meias para extremidades, cobertores térmicos (muito cuidado para o acompanhamento da temperatura do colchão para prevenir queimaduras), aquecedores e/ou equipamento de ar forçado.
  - **Fármacos de emergência:** ideal tabela fixada em local de fácil visualização (Tabela 1).

O que avaliar durante a etapa de recuperação:

- **Ventilação e oxigenação:** frequência e padrão respiratórios, coloração de mucosas, saturação periférica de oxigênio, pH, gases sanguíneos e eletrólitos.
- **Circulação:** condições do acesso venoso, pressão arterial, frequência e ritmo cardíacos, tempo de preenchimento capilar e pulso.
- **Temperatura:** temperatura retal e de extremidades, presença de tremores e temperatura do colchão térmico (quando utilizado).
- **Dor:** parâmetros objetivos (frequência cardíaca e respiratória e pressão arterial) e subjetivos (posição, vocalização, inquietação, atenção à ferida, reação a aproximação e palpação da ferida). Lembrar-se de que o ronronar em gatos não é indicador de ausência de dor e desconforto. A avaliação de dor aguda pós-operatória está descrita em detalhes no Capítulo 16: Avaliação e tratamento da dor aguda pós-operatória deste livro.
- Débito urinário.
- **Glicemia:** principalmente em animais jovens, idosos e diabéticos usuários de insulina.

Os instrumentos utilizados para avaliação do paciente são selecionados com base no procedimento realizado, intercorrências durante anestesia, doenças concomitantes, fármacos utilizados e condições do paciente. Deve-se preconizar a oferta do melhor cuidado individualizado.

Caso ocorra demora na recuperação anestésica, atentar para:

- Oxigenação (oxímetro, monitor multiparamétrico) e ventilação (animal intubado) (ausculta, padrão respiratório, frequência respiratória).
- Efeito residual dos anestésicos; usar reversores (Tabela 1).
- Temperatura.
- Hipoglicemia, hipocalemia, hipocalcemia.
- Evolução neurológica.

Nesse período, também é essencial o cuidado para garantir a correta analgesia do paciente para promover conforto e prevenir complicações, conforme descrito no capítulo 16 deste livro. O uso de escalas de dor, como a de Glasgow ou a descrita a seguir, é importante na adequada avaliação dos pacientes.

Escala de dor proposta por Lascelles e Waterman:[3]

TABELA 1 Fármacos de emergência.

		Dose (em mililitro) por peso corpóreo do paciente													
Fármacos	**Dose**	2,5 kg	5 kg	7,5 kg	9 kg	11 kg	14 kg	16 kg	18 kg	23 kg	27 kg	32 kg	36 kg	41 kg	45 kg
Adrenalina 1:1.000 1 mg/mL Dose baixa	0,01 mg/kg	0,02	0,05	0,07	0,09	0,11	0,14	0,16	0,18	0,23	0,27	0,32	0,36	0,41	0,45
Adrenalina 1:1.000 1 mg/mL Dose alta	0,1 mg/kg	0,25	0,5	0,75	0,9	1,1	1,4	1,6	1,8	2,3	2,7	3,2	3,6	4,1	4,5
Atropina 0,5 mg/mL	0,05 mg/kg	0,25	0,5	0,75	0,9	1,1	1,4	1,6	1,8	2,3	2,7	3,2	3,6	4,1	4,5
Vasopressina 20 U/mL Ampola	0,8 U/kg	0,1	0,2	0,3	0,36	0,44	0,56	0,64	0,72	0,92	1.0	1,28	1,44	1,64	1,8
Lidocaína 20 mg/mL	2 8 mg/kg	0,25 1,0	0,5 2,0	0,75 3,0	1,0 4,0	1,25 5,0	1,5 6,0	1,75 7,0	2,0 8,0	2,5 10	3,0 12	3,5 14	4,0 16	4,5 18	5,0 20
Amiodarona 50 mg/mL	5 mg/kg	0,25	0,5	0,75	0,9	1,1	1,4	1,6	1,8	2,3	2,7	3,2	3,6	4,1	4,5
Naloxona 0,4 mg/mL	0,04 mg/kg	0,25	0,5	0,75	0,9	1,1	1,4	1,6	1,8	2,3	2,7	3,2	3,6	4,1	4,5
Flumazenil 0,1 mg/mL	0,01 mg/mL	0,25	0,5	0,75	0,9	1,1	1,4	1,6	1,8	2,3	2,7	3,2	3,6	4,1	4,5
Atipamazol z5 mg/ mL	0,05 mg/mL	0,025	0,05	0,075	0,09	0,11	0,14	0,16	0,18	0,23	0,27	0,32	0,36	0,41	0,45
Dexametasona 2 mg/mL	0,2 0,5 1 mg/kg	0,25 0,6 1,2	0,5 1,2 2,5	0,75 1,9 3,7	0,9 2,2 4,5	1,1 2,7 5,5	1,4 3,5 7	1,6 4 8	1,8 4,5 9	2,3 5,7 11,5	2,7 6,7 13,5	3,2 8 16	3,6 9 18	4,1 10,2 20,5	4,5 11,2 22,5
Gluconato de cálcio 100 mg/mL	K elevado (cardioprotetor) 0,5-1,5 mL/kg Durante 10 a 20 min	1,25-3,75	2,5-7,5	3,75-11,2	4,5-13,5	5,5-16,5	7-21	8-24	9-27	11,5-34,5	13,5-40,5	16-48	18-54	20,5-61,5	22,5-67,5
Gluconato de cálcio 100 mg/mL	Hipocalemia Reposição Ca iônico < 1,2 mmol/L (cães) E < 1,1 mmol/L (gatos) 0,5-1,5 mL/kg/h	1,25-3,75	2,5-7,5	3,75-11,2	4,5-13,5	5,5-16,5	7-21	8-24	9-27	11,5-34,5	13,5-40,5	16-48	18-54	20,5-61,5	22,5-67,5

0. Sem dor, sem sinais de desconforto e sem resistência à pressão firme.
1. Dor leve, sem sinais de desconforto, mas resiste à pressão firme.
2. Dor moderada, algum sinal de desconforto que piora pela pressão firme.
3. Dor intensa, óbvios sinais de desconforto persistente que pioram pela pressão firme.[4]

Quadro 1 – Escala de análise descritiva de Lascelles e colaboradores, 1994 (adaptada).

ÁGUA E ALIMENTAÇÃO

A água e o alimento devem ser oferecidos para que o paciente consuma quando quiser, mas com especial atenção às dietas restritivas, à capacidade de ingestão espontânea e à não necessidade de jejum.

Em animais diabéticos, avaliar a capacidade de se alimentar, pois a hipoglicemia pode prolongar o retorno. Identificar tipo e hora da última aplicação da insulina para adequada avaliação dos valores glicêmicos séricos.

PARÂMETROS PARA ALTA ANESTÉSICA

Parâmetro	Pontuação
Consciência	
– Completamente acordado	2
– Desperta ao chamado	1
– Não responde quando chamado	0
Atividade	
– Movimento ativo dos quatro membros	2
– Movimento ativo de dois membros	1
– Incapaz de se mover	0
Respiração	
– Respira profundamente	2
– Dispneia ou limitações à respiração	1
– Apneia	0
Circulação	
– Pulso forte	2
– Pulso fraco	1
– Pulso não palpável	0
Temperatura corpórea	
– > 36,5 °C	2
– 35 a 36,4 °C	1
– < 35 °C	0

Quadro 2 – Escala de recuperação anestésica (Aldrete modificada). O paciente só recebe alta se o índice de recuperação anestésico for > 8. Os parâmetros nunca são avaliados isoladamente.[5]

REFERÊNCIAS

1. Posner L, Pavuk A, Rokshar J, Carter J, Levine J. Effects of opioids and anesthetic drugs on body temperature in cats. Vet Anaesth Analg. 2010;37(1):35-43.
2. Robertson S, Gogolski S, Pascoe P, Shafford H, Sager J, Griffenhagen G. AAFP Feline Anesthesia Guidelines. J Feline Med Surg. 2018;20(7):602-34.
3. Lascelles D, Waterman A. Analgesia in cats. In Practice. 1997;19:203-13.
4. Lascelles SJ, Butterwor TH, Waterman AE. Postoperative analgesic and sedative effects of carprofen and phetidine in dogs. Veterinary Record. 1994;134:187-90.
5. Aldrete JA. The post-anesthesia recovery score revisited. J Clin Anesth. 1995; 7(1):89-91.

Índice remissivo